Firdous Shaikh
Sonia Kaur Sodhi
Amena Farooqui

Manual de Anemia

Firdous Shaikh
Sonia Kaur Sodhi
Amena Farooqui

Manual de Anemia

Manifestações e Gestão

ScienciaScripts

Cover image: www.ingimage.com

This book is a translation from the original published under ISBN 978-613-9-88948-8.

Publisher:
Sciencia Scripts
is a trademark of
Dodo Books Indian Ocean Ltd. and OmniScriptum S.R.L publishing group

120 High Road, East Finchley, London, N2 9ED, United Kingdom
Str. Armeneasca 28/1, office 1, Chisinau MD-2012, Republic of Moldova, Europe
Printed at: see last page
ISBN: 978-620-5-73805-4

ÍNDICE

LISTA DE ABREVIATURAS:

- RBCs- Red Blood Cells
- WBCs- White Blood Cells
- Hb- Hemoglobin
- RNA- Ribonucleic Acid
- DNA- Deoxyribonucleic acid
- NPN- Non-protein Nitrogenous substances
- mV-millivolts
- mm-millimeters
- Ig- Immunoglobulin
- MBA/ MA-Megaloblastic anemia
- ESR- Erythrocyte Sedimentation Rate
- PCV- Packed cell volume
- MCV- Mean Corpuscular Volume
- G6PD- Glucose 6-phosphate Dehydrogenase
- MCHC- Mean Corpuscular Hemoglobin Concentration
- MCH- Mean Corpuscular Hemoglobin
- L- liter
- dL- deciliter
- g- grams
- mg- milligrams
- kg- kilograms
- µg- micrograms
- HbA- Adult hemoglobin
- HbF- Fetal hemoglobin
- HCT- haematocrit
- Rh- Rhesus factor
- IDA- Iron deficiency anemia
- Fe- Iron
- sTfR-soluble transferrin receptor
- HHC- Hepatocellular carcinoma
- OLP- oral lichen planus
- RAU- recurrent aphthous ulcers
- AG- atrophic glossitis
- WHO- World Health Organization

- SI- Serum Iron
- PNH- paroxysmal nocturnal haemoglobinuria
- AIHA- Autoimmune hemolytic anemia
- DAT- direct antiglobulin test
- CAD- cold hemaglutinin disease
- PA- pernicious anemia
- AA- aplastic anemia
- FA- Fanconi anemia
- HSC- hematopoietic stem cells
- ATG- anti-thymocyte globulin
- HSCT- hematopoietic stem cell transplant
- SCD- Sickle cell disease
- ACS- acute chest syndrome
- HbS- Sickle cell hemoglobin
- HbC- hemoglobin C
- Vit- Vitamin

CAPÍTULO 1: INTRODUÇÃO

O sangue pode ser descrito como um tecido conjuntivo especializado composto por substância intercelular líquida; os componentes plasmáticos e celulares; os glóbulos sanguíneos. Quando recém derramado, o sangue é um líquido vermelho, espesso, opaco e ligeiramente alcalino que eventualmente coagula. O sangue que percorre as veias, artérias e capilares é conhecido como sangue total, uma mistura de cerca de 55 por cento de plasma e 45 por cento de células sanguíneas. . É um tecido porque é uma colecção de células especializadas semelhantes que servem funções particulares. A gravidade específica do sangue total varia de 1.055 a 1.060.10 volume médio de sangue dos adultos é de cerca de 7% do peso corporal, ou cerca de 5 litros. Cerca de 60% do sangue é plasma e 40% são glóbulos vermelhos, mas estas percentagens podem variar consideravelmente em diferentes pessoas, dependendo do sexo, peso, e outros factores.[2]

- EVOLUÇÃO HISTÓRICA DO SANGUE:[1]

O organismo unicelular primitivo tirou o seu oxigénio e nutrição do oceano e excretou os seus produtos residuais para dentro dele. Com o desenvolvimento de formas multicelulares, este simples arranjo de drenagem já não conseguia aguentar. Para superar esta dificuldade, desenvolveu-se um sistema de canais intercomunicantes que permeava todo o corpo o animal e se abria para o exterior. Mas este sistema circulatório aberto tinha muitas desvantagens com o nascimento de formas superiores. O sistema aberto tornou-se um sistema fechado, o que representa um marco muito importante na evolução dos animais. No decurso da evolução, essa água marinha fechada sofreu profundas modificações e foi transformada para aquilo a que agora chamamos **SORTE**.

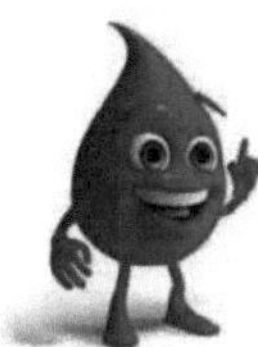

- COMPOSIÇÃO DO SANGUE:[1]

O sangue é um tecido fluido altamente complexo composto por duas partes,

A. PLASMA: O componente líquido do sangue é chamado plasma. Uma mistura de açúcar de água, gordura, proteínas e sais. Dos quais
   1. 91-92 % é água
   2. 8-9 % é constituído por sólidos;
      i. **Componentes inorgânicos:** 0,9 % (sódio, potássio, cálcio, ferro de magnésio, fósforo, cobre, etc.)
      ii. **Componentes orgânicos:**
         a. Proteínas : 7,5% (albumina, globulina, fibrinogénio, protrombina, etc.)
         b. Substâncias não-proteicas azotadas (NPN): Ureia, ácido úrico, xantenos creatina, creatinina, amoníaco, aminoácidos, etc.
         c. Gorduras - gorduras neutras, fosfolípidos, colesterol, etc.
         d. Hidratos de carbono - glucose, etc.
         e. Outras substâncias - secreções internas, anticorpos, enzimas, etc.
         f. Matéria corante - bilirrubina, caroteno, xantofilina.

B. CÉLULAS:

1. **Eritrócitos / eritrócitos**
2. **Glóbulos brancos / leucócitos:**
   a) Granulócitos: Eosinófilos, Basófilos, Neutrófilos
   b) Agranulócitos: Monócitos, Linfócitos
3. **Plaquetas / trombócitos**

- FUNÇÕES DO SANGUE:[1]

1. **TRANSPORTE DE GASES RESPIRATÓRIOS:** transporta oxigénio dos pulmões para os tecidos e dióxido de carbono dos tecidos para os pulmões.
2. **TRANSPORTE DE NUTRITION:** transporta material nutritivo **absorvido** dos intestinos para os tecidos, também de um local para outro do corpo, ou seja, de depósitos de armazenamento para as células tecidulares.
3. **ACTOS COMO UM VEÍCULO:** para hormonas, vitaminas e outros produtos químicos essenciais.
4. **DRAINAGEM DE PRODUTOS DE RESÍDUOS: os** resíduos da actividade celular são transportados para o órgão de excreção. Viz., rim, pulmões, intestinos.
5. **HOMEOSTASE:**
   i. Manutenção do equilíbrio hídrico,
   ii. Manutenção do equilíbrio iónico,
   iii. Manutenção do equilíbrio ácido-base (actua como tampão).
6. **REGULAÇÃO DA TEMPERATURA CORPORAL:**
   i. Elevado calor específico: ajuda na absorção de calor evitando alterações bruscas na temperatura corporal,

CAPÍTULO 2: ERITRÓCTOS

Os eritrócitos, também conhecidos como os glóbulos vermelhos do sangue (células), consistem na maioria do conteúdo celular do sangue. Estes são os principais meios de transporte de oxigénio através do sistema circulatório. Milhões destas células contribuem para a tonalidade vermelha do sangue. A cor dos glóbulos vermelhos deve-se ao grupo heme da hemoglobina, o plasma sanguíneo por si só é cor de palha. Todos os vertebrados transportam glóbulos vermelhos excepto os peixes de gelo crocodilo (família Channichthyidae) que vivem em água fria muito rica em oxigénio e transportam o oxigénio livremente dissolvido no seu sangue.[3]

- ESTRUTURA DE ERITRÓCITO:

Os eritrócitos maduros do sangue periférico humano são células não-nucleadas e carecem das habituais organelas celulares. Parece amarelo-esverdeado em preparações não manchadas, e tem uma forma aproximadamente circular. É brilhantemente eosinofílica nos filmes de sangue, utilizando a técnica habitual de Romanowsky, devido ao seu conteúdo de hemoglobina. Visto na borda, é um disco biconcavo. Esta forma torna os eritrócitos bastante flexíveis para que possam passar através de capilares cujo diâmetro mínimo é de 3,5 micrómetros. O diâmetro médio de um eritrócito é de cerca de 7,8 micrómetros e uma espessura de 2,5 micrómetros no ponto mais grosso e de 1 micrómetro ou menos no centro. O volume médio do eritrócito é de 90 a 95 micrómetros cúbicos. [2]

As formas dos glóbulos vermelhos podem mudar notavelmente à medida que as células se espremem através dos capilares. Na verdade, o glóbulo vermelho é um "saco" que pode ser deformado em quase todas as formas. Além disso, como a célula normal tem um grande excesso de membrana celular para a quantidade de material no seu interior, a deformação não estica muito a membrana e, consequentemente, não rompe a célula, como seria o caso de muitas outras células.[2]

ERYTHROCYTE MEMBRANE:[4] é uma estrutura trilaminar com uma camada lipídica bimolecular interposta entre duas camadas de proteína. As proteínas importantes são a glicoforina e a espectrina e os lípidos importantes são os glicolípidos, os fosfolípidos e o colesterol. Os hidratos de carbono formam o esqueleto da membrana através de uma rede em forma de malha ligada à superfície interna da membrana, responsável pela forma biconcava.

Monolayer exterior[3]

Fosfatidilcolina (PC);

Esfingomielina (SM).

Monolayer interior[3]

Fosfatidilolitanolamina (PE);

Fosfinoinositol (PI) (pequenas quantidades).

Fosfatidilserina (PS);

BENEATH THE MEMBRANE: existe uma malha de fibras de interligação de espectrina, actina, e outras proteínas. Elas são ancoradas à membrana através da ligação de proteínas. Um eritrócito jovem contém restos do ácido basofílico ribonucleico (RNA). O aspecto mais importante deste RNA é como meadas filamentosas que não podem ser demonstradas pelos métodos de Romanowsky. Se o sangue for manchado supravitalmente com azul cresílico brilhante, estes fios basofílicos são delineados; são o "retículo" do reticulócito. [5]

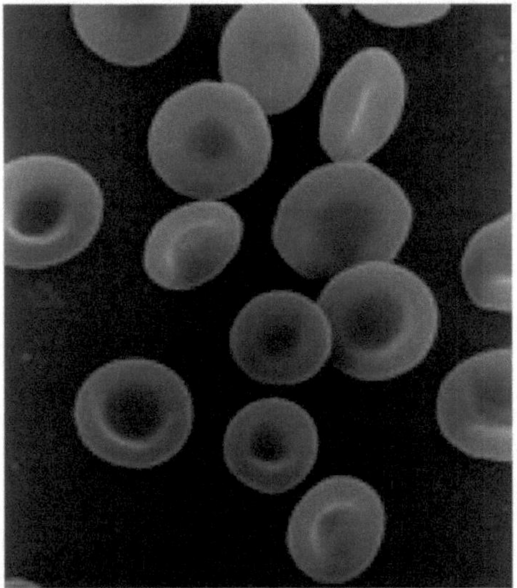

Fig 2.1: Micrografia electrónica digitalizadora de glóbulos vermelhos humanos (ca. 6-8 pm de diâmetro) [Cortesia: Ref. 3]

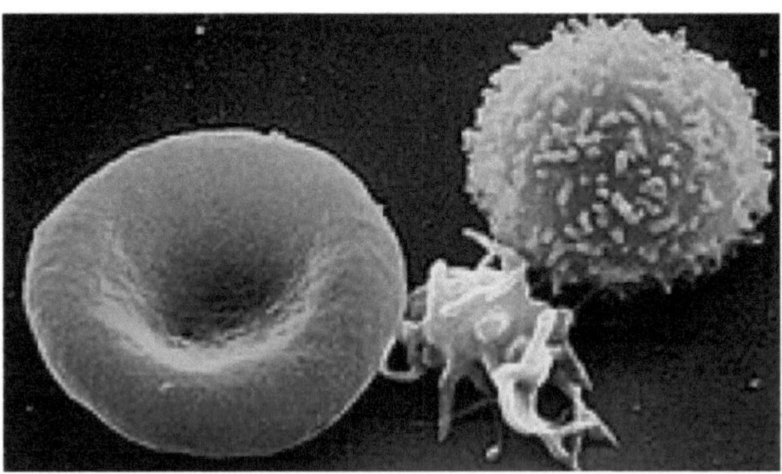

Fig 2.2: Micrografia electrónica digitalizadora de células sanguíneas. Da esquerda para a

direita: glóbulos vermelhos humanos, trombócitos (plaquetas), leucócitos. [Cortesia: Ref. 3].

- POTENCIAL ELECTROSTÁTICO DE SUPERFÍCIE[3]

O potencial zeta é uma propriedade electroquímica das superfícies celulares que é determinada pela carga eléctrica líquida das moléculas expostas na superfície das membranas celulares da célula. O potencial zeta normal do glóbulo vermelho é de -15,7 milivolts (mV). Muito deste potencial parece ser contribuído pelos resíduos de ácido siálico expostos na membrana: a sua remoção resulta num potencial zeta de -6,06 mV.

- **ERITROPOEISISIS E CICLO DE VIDA DO RBC:**

As células sanguíneas começam a sua vida na medula óssea a partir de um único tipo de célula chamada célula estaminal pluripotencial hematopoiética, da qual todas as células do sangue circulante são eventualmente derivadas. [2]

- **SITE DE ERITROPOEISIS:** Nas primeiras semanas de vida embrionária, os glóbulos vermelhos primitivos nucleados são produzidos no saco vitelino. Durante o meio do trimestre de gestação, o fígado é o órgão principal para a produção de glóbulos vermelhos, mas também são produzidos números razoáveis no baço e nos gânglios linfáticos. Depois, durante o último mês de gestação e após o nascimento, os glóbulos vermelhos são produzidos exclusivamente na medula óssea.[2]

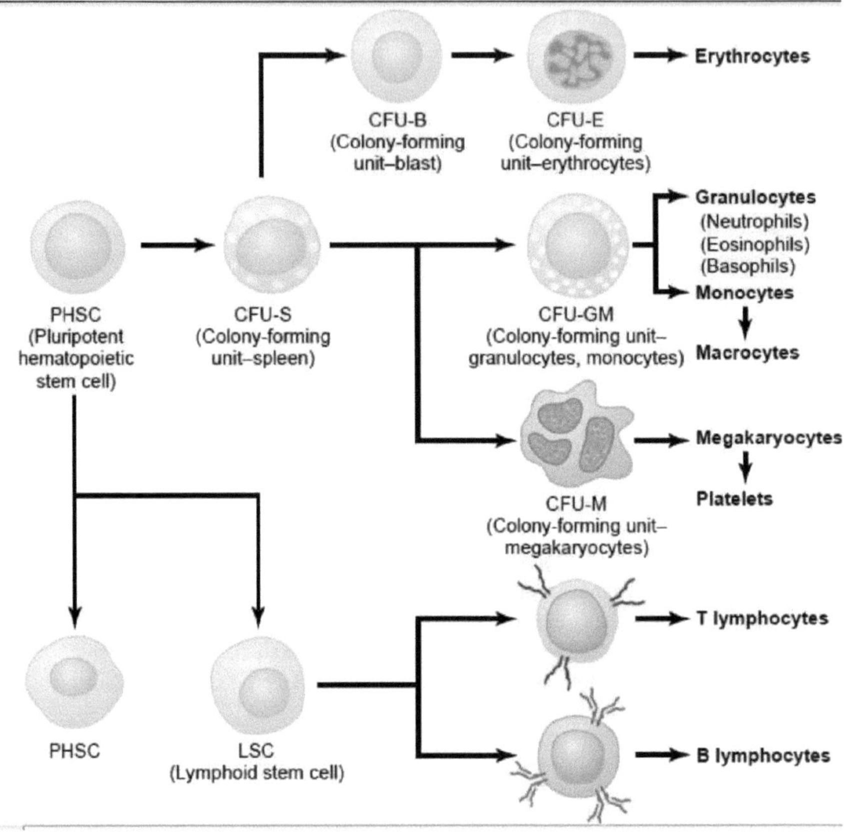

Fig 2.3: Formação de múltiplas células sanguíneas diferentes da *célula estaminal pluripotente hematopoiética* (PHSC) original na medula óssea. [Cortesia: Guyton e Hall Textbook of Physiology].

- ERITROPOEISIS :

Embora a célula estaminal que eventualmente provém dos eritrócitos maduros do sangue periférico não possa ser reconhecida morfologicamente, existe uma linhagem bem definida e facilmente reconhecível de eritrócitos nucleados, a série eritróide, na medula que se encontra listada abaixo;[4]

1. Pronormoblasto/ Proerythroblast
2. Basófila (precoce) normoblasto

3. Normoblasto policromático (intermédio)
4. Ortocromático (tardio) normoblasto
5. Reticulócitos

- **FASES DE DIFERENCIAÇÃO:**

A primeira célula que pode ser identificada como pertencente à série de eritrócitos é o Proerythroblast. Uma vez formado o Proerythroblast, este divide-se várias vezes, acabando por formar muitos glóbulos vermelhos maduros. As células da primeira geração são chamadas eritroblastos basófilos porque se mancham com corantes básicos; a célula neste momento acumulou muito pouca hemoglobina. Nas gerações seguintes, as células ficam cheias de hemoglobina a uma concentração de cerca de 34 por cento, o núcleo condensa até um tamanho pequeno, e o seu remanescente final é absorvido ou extrudido da célula. Ao mesmo tempo, o retículo endoplásmico é também reabsorvido. A célula nesta fase é chamada reticulócito porque ainda contém uma pequena quantidade de material basofílico, constituído por restos do aparelho de Golgi, mitocôndrias, e algumas outras organelas citoplasmáticas. Durante esta fase de reticulócitos, as células passam da medula óssea para os capilares sanguíneos por diapedese (espremendo-se através dos poros da membrana capilar). O material basofílico restante no reticulócito desaparece normalmente dentro de 1 a 2 dias, e a célula é então um eritrócito maduro. Devido à curta vida do reticulócito, a sua concentração entre todos os eritrócitos do sangue é normalmente ligeiramente inferior a 1 por cento.[2]

- **REQUISITOS DA PRODUÇÃO DE RBC:**[5]

a) Proteínas com aminoácidos essenciais.
b) Vitamina B12 (Cianocobalamina) e ácido fólico
c) Vitamina B6 (piridoxina)
d) Ácido ascórbico
e) Minerais
    1. Ferro de engomar
    2. Cobre
    3. Cobalto
f) Factores hormonais:
    1. Erythropoietin
    2. Tiroxina
    3. Androgénio
    4. Glucocorticosteróides

- PAPEL DA VITAMINA B12 E DO ÁCIDO FÓLICO:

A vitamina B12 e o ácido fólico (ácido pteroylglutâmico) são factores essenciais. O ácido fólico é um constituinte normal de vegetais verdes, algumas frutas, e carnes (especialmente fígado). No entanto, é facilmente destruído durante a cozedura.[2] O ácido fólico é solúvel em água e facilmente absorvido pelo intestino. A vitamina B12 não pode ser assim absorvida, a menos que seja administrada em doses maciças, excepto na presença de factor intrínseco, uma glicoproteína que é normalmente segregada pelo epitélio do estômago.[5] em muitos casos de falha de maturação; a causa é a deficiência de absorção intestinal tanto do ácido fólico como da vitamina B12. [2] Por conseguinte, a falta de qualquer

A vitamina B12 ou ácido fólico causa ADN anormal e diminuído e, consequentemente, falha de maturação nuclear e divisão celular. Além disso, as células eritroblásticas da medula óssea, para além de não conseguirem proliferar rapidamente, produzem principalmente células vermelhas maiores do que as normais chamadas macrocitos, e a própria célula tem uma membrana frágil e é frequentemente irregular, grande e oval em vez do habitual disco biconcavo. Estas células mal formadas, depois de entrarem no sangue circulante, são capazes de transportar oxigénio normalmente, mas a sua fragilidade faz com que tenham uma vida curta, metade a um terço normal. Portanto, diz-se que a deficiência de vitamina B12 ou de ácido fólico causa falha de maturação no processo de eritropoiese.[2]

- O PAPEL DA ERITOPOEITINA:

A glicoproteína eritropoietina é essencial para a manutenção das células vermelhas do corpo a um nível fisiológico óptimo.[5] É produzida em resposta a condições hipóxicas. O principal local de produção da eritropoietina é o rim, embora haja provas da sua produção extra-renal em determinadas circunstâncias invulgares.[4] Quando um animal ou uma pessoa é colocado numa atmosfera de baixo oxigénio, a eritropoietina começa a formar-se em minutos a horas, e atinge a produção máxima em 24 horas. No entanto, quase nenhum novo glóbulo vermelho aparece no sangue em circulação até cerca de 5 dias mais tarde. A partir deste facto, bem como de outros estudos, determinou-se que o importante efeito da eritropoietina é estimular a produção de proerythroblastos a partir de células estaminais hematopoiéticas na medula óssea. Além disso, uma vez formados os proeritroblastos, a eritropoietina faz com que estas células passem mais rapidamente pelas diferentes fases eritroblásticas do que normalmente fazem, acelerando ainda mais a produção de novos glóbulos vermelhos. A rápida produção de células continua enquanto a pessoa permanecer num estado de baixo nível de oxigénio ou até que tenham sido produzidas quantidades suficientes de eritropoietina para transportar quantidades adequadas de oxigénio para os tecidos apesar do baixo nível de oxigénio; neste momento, a taxa de produção de eritropoietina diminui para um nível que manterá o

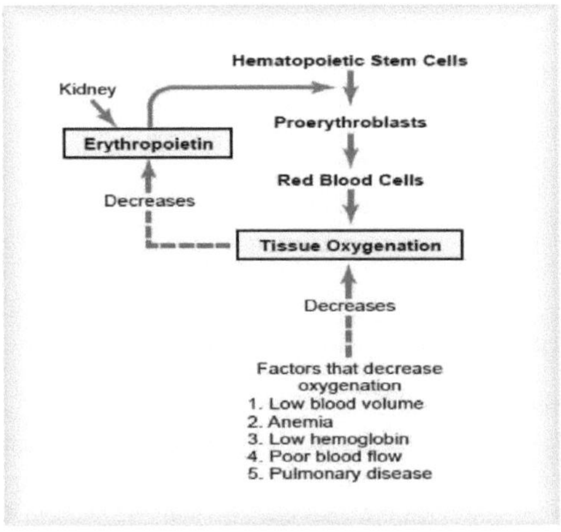

número necessário de eritrócitos mas não um excesso.[4]

Fig 2.4: Função da eritropoietina {cortesia: Guyton's textbook of pathology}

- **FATE OF RBC's:**

Quando os glóbulos vermelhos são libertados da medula óssea para o sistema circulatório, circulam normalmente uma média de 120 dias antes de serem destruídos. Uma vez que a membrana dos glóbulos vermelhos se torna frágil, a célula rompe durante a passagem por algum ponto apertado da circulação. Muitos dos eritrócitos auto-destróem-se no baço, onde espremem através da polpa vermelha do baço. Ali, os espaços entre os trabéculos estruturais da polpa vermelha, através dos quais a maioria das células deve passar, têm apenas 3 micrómetros de largura, em comparação com os 8 micrómetros de diâmetro do eritrócito. Quando o baço é removido, o número de glóbulos vermelhos anormais antigos que circulam no sangue aumenta consideravelmente.[2]

- **CONTAGEM E VARIAÇÕES NORMAIS:** [3]

Em homens normais, o número médio de glóbulos vermelhos por milímetro cúbico é de 5.200.000 (±300.000); em mulheres normais, é de 4.700.000 (±300.000).[2]

- **VARIAÇÕES:**[6]

1. **ANISOCITOSE:** Variação no tamanho. O tamanho normal do RBC é de 7,5+Z-0,2 micrómetros de diâmetro. Núcleo de linfócitos pequenos é um guia útil para o tamanho da hemácia. A anisocitose é dividida em Macrocitose e Microcitose.

- Microcitose: As hemácias de tamanho inferior ao normal são consideradas como microcitos. A microcitose é observada em: Anemia por deficiência de ferro, talassemia, intoxicação por chumbo, anemia sideroblástica e anemia de doenças crónicas.

- Macrocitose: As hemácias maiores do que o tamanho normal são consideradas como macrócitos. A macrocitose é vista em : Doenças hepáticas, hipotiroidismo, anemia megaloblástica, quimioterapia, pós esplenectomia e algumas outras causas de eritropoiese elevada

2. **POIKILOCITOSE:** Variação na forma
As hemácias existem como discos biconcavos em grandes vasos sanguíneos, mas a sua forma muda para pára-quedas como confirmação em capilares. Seguem-se algumas formas anormais de hemácias:

- Esferócitos: As hemácias carecem da forma biconcava e tornam-se mais esféricas, não está presente nenhuma palidez central com aumento do conteúdo de hemoglobina. Os esferócitos são encontrados em: esferocitose hereditária, anemia hemolítica e reacção pós transfusão.

- Ovalócitos: Hematócitos de forma oval. Os ovalócitos são encontrados em : Talassemia maior, ovalocitose hereditária, anemia falciforme.

- Eliptocitos: As hemácias são de forma oval ou elíptica, o eixo longo é o dobro do eixo curto. Os eliptócitos encontram-se em: eliptocitose hereditária, anemia megaloblástica, IDA, talassemia, mielofibrose.

- Células-alvo: Os eritrócitos têm uma área de coloração aumentada que aparece na área da palidez central. As células alvo são encontradas em: doença hepática obstrutiva, IDA grave, talassemia, hemoglobinopatias, pós-esplenectomia.

- Células de teardropia: Hematrócitos com a forma de lágrima ou pêra. Estas são geralmente microcíticas e frequentemente hipocrómicas. As células de teardropia encontram-se em: mielofibrose, anemia megaloblástica, IDA, talassemia.

- Schistocytes: Estes são capacetes ou RBCs de forma triangular, fragmentados ou muito distorcidos, de tamanho inferior ao normal. Os Schistocytes são vistos em : Talassemia, anemia hemolítica microangiopática, anemia hemolítica mecânica, anemia hemolítica, uremia, válvulas cardíacas artificiais.

- Acantócitos: Hematrócitos com projecções irregularmente espaçadas. As projecções variam em largura mas normalmente contêm uma extremidade arredondada. Os acantócitos são encontrados em: diseses hepáticas, pós-esplenectomia, anorexia nervosa e inanição, alcoolismo, deficiência de vitamina C.

- Estomatócitos: Eritrócitos com uma fenda central linear ou estoma. Visto em forma de boca em esfregaço periférico. Os estomatócitos são encontrados em: alcoolismo excessivo, doença hepática alcoólica, heref=estomatocitose hereditária.

- Queratócitos: São células em forma de meia-lua com duas ou mais espículas. A queratocitose é observada na deficiência de G6PD, embolia pulmonar, coagulação intravascular disseminada.

- Células de Burr: Células vermelhas com projecções pontiagudas uniformemente espaçadas na sua superfície. As células Burr são encontradas na anemia hemolítica, uremia, anemia megaloblástica.

- Células falciformes: Estas são células vermelhas em forma de foice. As células falciformes são observadas na anemia falciforme/doença de Hb-S. Os eritrócitos aglutinam: Estes são tufos irregulares de hemácias. Encontram-se em aglutinações frias, hemólise autoimune quente.

- Formação de Rouleaux: Pilhas de RBCs que se assemelham a uma pilha de moedas. Estas encontram-se em hiperglobulinemia, hiperfibrinogenaemia.

3. **VARIAÇÃO NA COR:** As hemácias que aparecem em forma de disco e têm uma área de palidez central que ocupa aproximadamente um terço do diâmetro da célula (contendo quantidade normal de hemoglobina) são consideradas como hemácias normocrómicas.

- Hipocrómico : As hemácias que têm uma área de palidez maior do que o normal são chamadas hipocrómicas. Esta variação é observada em: anemia por deficiência de ferro, anemia por doenças crónicas, talassemia, algumas hemoglobinopatias, anemia sideroblástica e qualquer uma das condições que levam à microcitose.

4. PRESENÇA DE ORGANISMOS DE INCLUSÃO:

Os eritrócitos têm variações morfológicas diferentes, dependendo do tipo de organismos de inclusão que se seguem:

1. **Howell-Jolly bodies**: Pequena inclusão redonda de células vermelhas citoplasmáticas com as mesmas características de coloração que os núcleos. Estes são fragmentos de ADN.

   Normalmente visto em Post splenectomy, MBA, anemia hemolítica.

2. **Corpos de Heinz**: Estes representam hemoglobina desnaturada (metemoglobina) dentro de uma célula. Com uma mancha supravital como a violeta cristalina, os corpos de Heinz aparecem como precipitados redondos azuis.

   Visto em G6PD Deficiência, esplenectomia.

3. **Corpos Pappenheimer**: Estes representam depósitos de ferro que, como denso azul, grânulos irregulares em mancha de verniz brilhante.

   Os corpos de Pappenheimer encontram-se em hemácias com anemia hemolítica, esplenectomia, anemia sideroblástica, talassemia.

4. **Estilos basofílicos**: Estas são quantidades consideráveis de pequenas inclusões basofílicas em eritrócitos que representam o RNA precipitado. Visto em: talassemia, MBA, anemia hemolítica, lesões hepáticas, intoxicação por metais pesados.

5. **Anel do Cabbot**: Anéis avermelhados, roxos, semelhantes a fios nas hemácias de anemias graves. Estes são os restos da membrana nuclear.

6. **Parasitas de eritrócitos**: Os parasitas protozoários como uma das quatro espécies do parasita malárico podem ser vistos em caso de infecção malárica.

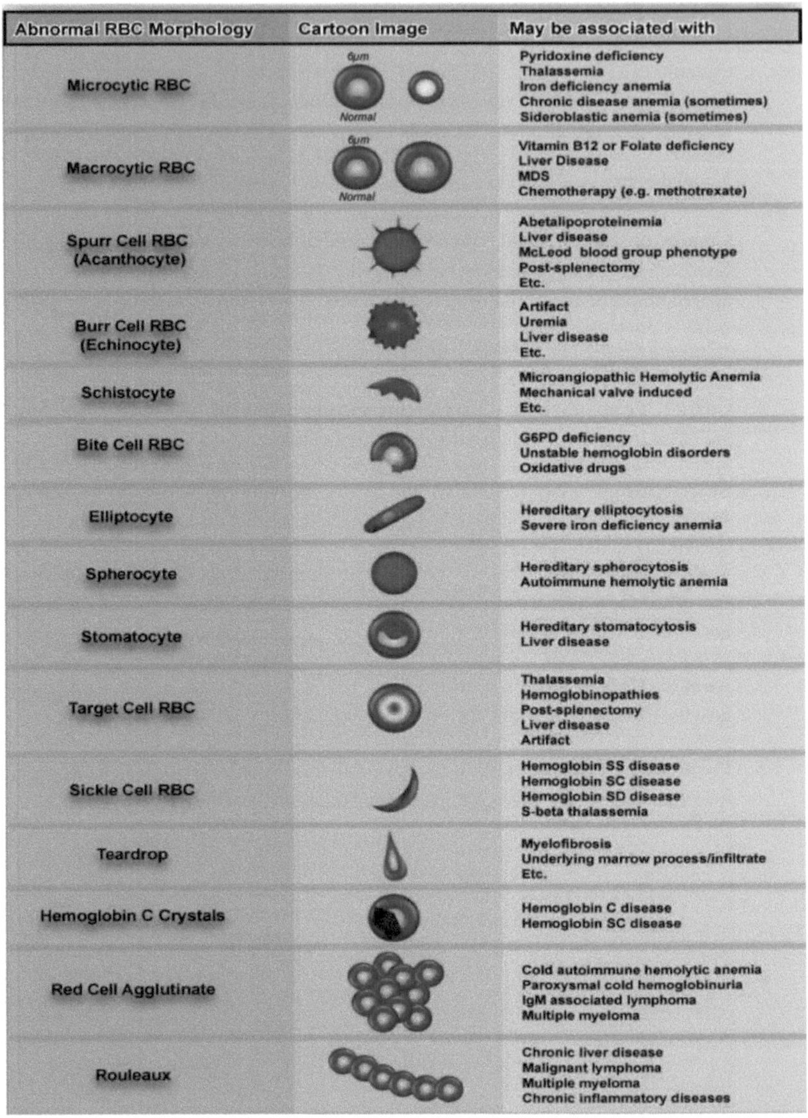

Abnormal RBC Morphology	Cartoon Image	May be associated with
Microcytic RBC	6µm Normal	Pyridoxine deficiency Thalassemia Iron deficiency anemia Chronic disease anemia (sometimes) Sideroblastic anemia (sometimes)
Macrocytic RBC	6µm Normal	Vitamin B12 or Folate deficiency Liver Disease MDS Chemotherapy (e.g. methotrexate)
Spurr Cell RBC (Acanthocyte)		Abetalipoproteinemia Liver disease McLeod blood group phenotype Post-splenectomy Etc.
Burr Cell RBC (Echinocyte)		Artifact Uremia Liver disease Etc.
Schistocyte		Microangiopathic Hemolytic Anemia Mechanical valve induced Etc.
Bite Cell RBC		G6PD deficiency Unstable hemoglobin disorders Oxidative drugs
Elliptocyte		Hereditary elliptocytosis Severe iron deficiency anemia
Spherocyte		Hereditary spherocytosis Autoimmune hemolytic anemia
Stomatocyte		Hereditary stomatocytosis Liver disease
Target Cell RBC		Thalassemia Hemoglobinopathies Post-splenectomy Liver disease Artifact
Sickle Cell RBC		Hemoglobin SS disease Hemoglobin SC disease Hemoglobin SD disease S-beta thalassemia
Teardrop		Myelofibrosis Underlying marrow process/infiltrate Etc.
Hemoglobin C Crystals		Hemoglobin C disease Hemoglobin SC disease
Red Cell Agglutinate		Cold autoimmune hemolytic anemia Paroxysmal cold hemoglobinuria IgM associated lymphoma Multiple myeloma
Rouleaux		Chronic liver disease Malignant lymphoma Multiple myeloma Chronic inflammatory diseases

Fig 2.5.b: Variações das hemácias. [Cortesia: Corpos de inclusão de hemácias. A arte da Medicina. Disponível em: https://theartofmed.wordpress.com/2015/09/07/inclusion-bodies-of-red-blood-cells/]

- **TAXA DE SEDIMENTAÇÃO DE ERITRÓCITOS:**[7]

A taxa de sedimentação de eritrócitos (ESR) é a taxa de sedimentação de eritrócitos num período de uma hora. Para realizar o teste, o sangue anticoagulado era tradicionalmente colocado num tubo vertical, conhecido como tubo de Westergren, e a taxa a que os eritrócitos caem era medida e

reportada em mm no final de uma hora. Desde a introdução de analisadores automáticos no laboratório clínico, o teste ESR tem sido automaticamente realizado. O ESR é aumentado em inflamação, gravidez, anemia, doenças auto-imunes (tais como artrite reumatóide e lúpus), infecções, algumas doenças renais e alguns cancros (tais como linfoma e mieloma múltiplo).
em policitemia, hiperviscosidade, anemia falciforme, leucemia, baixa proteína plasmática (devido a doença hepática ou renal) e insuficiência cardíaca congestiva. O ESR basal é ligeiramente mais elevado nas fêmeas. O intervalo normal é de 0-22 mm/ hr para os homens e 0-29 mm/ hr para as mulheres de acordo com as últimas informações actualizadas pela Mayo Foundation for Medical Education and Research.

- **ÍNDICES DE CÉLULAS VERMELHAS**:[8] .[9] O volume de células embaladas (PCV) ou hematócrito é o volume de eritrócitos por litro de sangue, indicando a proporção de plasma e eritrócitos e os intervalos 0,47 + 0,07 L/L. em homens e 0,42 + 0,05 L/L. em mulheres. Volume corpuscular médio (VGM), hemoglobina corpuscular média (HGM), e concentração corpuscular média de hemoglobina (HGM) foram introduzidos pela primeira vez por Wintrobe em 1929 para definir o tamanho (VGM) e o conteúdo de hemoglobina (HGM, HGM) dos eritrócitos. Chamados índices de eritrócitos, estes valores são úteis para elucidar a etiologia das anemias . Os índices de eritrócitos podem ser calculados se os valores de hemoglobina, hematócrito (volume de eritrócitos embalados) e contagem de eritrócitos forem conhecidos . Com a disponibilidade geral de contadores electrónicos de células.[7]
  - MCV define o tamanho dos glóbulos vermelhos e é expresso como femtolitros (10 -15 ; fl) ou como microns cúbicos (pm 3) . Os valores normais para MCV são 87 + 7 fl . MCH quantifica a quantidade de hemoglobina por eritrócito . Os valores normais para MCH são de 29 ± 2 picogramas (pg) por célula .

    MCV= PCV
    RBC

  - MCH quantifica a quantidade de hemoglobina por eritrócito. Os valores normais para a HGM são 29 ± 2 picogramas (pg) por célula .
    MCH= Hb/ L
    RBC
  - MCHC indica a quantidade de hemoglobina por unidade de volume . Ao contrário do MCHC, o MCHC correlaciona o conteúdo de hemoglobina com o volume da célula . É expresso como g/dl de glóbulos vermelhos ou como um valor percentual . Os valores normais para o MCHC são 34 ± 2 g/dl .
    MCHC= Hb/ dL
    PCV

CAPÍTULO 3: HEMOGLOBINA

INTRODUÇÃO: A hemoglobina é uma proteína que contém ferro no sangue de muitos animais - nos glóbulos vermelhos (eritrócitos) dos vertebrados - que transportam oxigénio para os tecidos.[10] A hemoglobina é uma proteína conjugada com um peso molecular de cerca de 64500 daltons.[5] Nos mamíferos, a proteína constitui cerca de 96% do conteúdo seco dos eritrócitos (por peso), e cerca de 35% do conteúdo total (incluindo a água).[11] A hemoglobina tem uma capacidade de ligação ao oxigénio de 1,34 mL O_2 por grama.[12] o que aumenta a capacidade total de oxigénio no sangue setenta vezes em comparação com o oxigénio dissolvido no sangue.[10] A molécula é constituída por quatro grupos de hemoglobina ligados à globina proteica, que por sua vez é composta por dois pares de cadeias de polipeptídeos, designados a e P respectivamente.[5] Cada cadeia é ligada a um grupo heme composto de porfirina (um anel orgânico como composto) ligado a um átomo de ferro. Estes complexos ferro-porfirina coordenam as moléculas de oxigénio de forma reversível, capacidade directamente relacionada com o papel da hemoglobina no transporte de oxigénio no sangue.

TIPOS:[5,14]

Alguns tipos normais de hemoglobina são: Hemoglobina A (Hb A), que é 95-98% da hemoglobina encontrada em adultos, Hemoglobina A2 (Hb A2), que é 2-3% da hemoglobina encontrada em adultos, e Hemoglobina F (Hb F), que é encontrada em adultos até 2,5% e é a hemoglobina primária que é produzida pelo feto durante a gravidez. As variantes de hemoglobina são, na maioria das vezes, características herdadas.

Fases de desenvolvimento:

1. Embrionado:
   a. Gower 1 (Ç2s2)
   b. Gower 2 (a2s2) (PDB: 1A9W)
   c. Hemoglobina Portland I (Ç2y2)
   d. Hemoglobina Portland II (Ç2P2).
2. Fetal: Hemoglobina F (a2y2) (PDB: 1FDH).
3. Adulto:
   a) Hemoglobina A (a2p2)
   b) Hemoglobina A2 (a252)
   c) Hemoglobina F (a2y2)

Patologia:

1. Hbh
2. Barts
3. Hbs
4. Hbc
5. Hbe

- Compostos:

1. Carboxihemoglobina
2. Carbaminohemoglobina

3. Oxi-hemoglobina
4. Sulfhemoglobina
5. Hemoglobina glicosilada
6. Metemoglobina

- **Outros humanos:**
  1. Mioglobina
  2. Neuroglobina
  3. Cytoglobin
- **Não humano:**
  1. Chlorocruorin
  2. Erythrocruorin
  3. Leghemoglobina

Hemoglobina A: - este é o componente principal do ser humano adulto normal. A sua globina é constituída por duas cadeias a e duas cadeias P. Por conseguinte, é designada como a2P2.

Hemoglobina A2: - cerca de 2% da hemoglobina normal é designada por Hb-A2, e as cadeias P são substituídas por ô. Por conseguinte, tem a estrutura molecular a2o2.

Hemoglobina fetal: - Hb-F é a hemoglobina normal encontrada no feto e durante a primeira infância. A sua formação pode continuar anormalmente na infância como resultado de anemia causadora de medula óssea sobre a actividade. É designada a2Y2.

Hemoglobina embrionária: - Hemoglobina Gower I (^£2), Gower II (a:;:;;), Portland (ç2Y2) são hemoglobina embrionária, e são encontrados normalmente apenas durante os primeiros 3 meses de vida fetal. As cadeias epsilon(s), zeta(Z) são sintetizadas no saco vitelino.

Hemoglobina H: - aumenta a afinidade pelo oxigénio. Isto significa que se agarra ao oxigénio em vez de o libertar em tecidos e células. A hemoglobina Hb H ocorre normalmente em alguma talassemia alfa e é composta por quatro cadeias de betaglobina (proteína). Esta variante é normalmente produzida em resposta a uma grave escassez de cadeias alfa, e geralmente causa o funcionamento anormal das cadeias beta.

Em patologia;

a) Hemoglobina D-Punjab - (a2pD2) - Uma forma variante da hemoglobina.
b) Hemoglobina H (P4) - Uma forma variante de hemoglobina, formada por um tetrâmero de cadeias P, que pode estar presente em variantes de uma talassemia.
c) Hemoglobina Barts (y4) - Uma forma variante de hemoglobina, formada por um tetrâmero de cadeias Y, que pode estar presente em variantes de uma talassemia.
d) Hemoglobina S (a2Bs2) - Uma forma variante de hemoglobina encontrada em pessoas com doença falciforme. Há uma variação no gene da cadeia P, causando uma alteração nas propriedades da hemoglobina, o que resulta na anemia infecciosa dos glóbulos vermelhos.

e) Hemoglobina C (a2pC2) - Outra variante devido a uma variação no gene da cadeia P. Esta variante causa uma ligeira anemia hemolítica crónica.
f) Hemoglobina E (a2pE2) - Outra variante devido a uma variação no gene da cadeia P. Esta

variante causa uma ligeira anemia hemolítica crónica.

g) Hemoglobina AS - Uma forma heterozigótica causadora de traço falciforme com um gene adulto e um gene da doença falciforme
h) Hemoglobina SC - Uma forma heterozigota composta com um gene falciforme e outro que codifica a Hemoglobina C.
i) Hemoglobina Hopkins-2 - Uma forma variante da hemoglobina que é por vezes vista em combinação com a hemoglobina Stop produz a doença falciforme.

Algumas variantes conhecidas da hemoglobina, como a anemia falciforme, são responsáveis por doenças, e são consideradas hemoglobinopatias. Outras variantes não causam patologia detectável, e são assim consideradas variantes não patológicas.

PRODUÇÃO:[2]

A síntese da hemoglobina começa no pro eritroblastos e continua até à fase de reticulócitos dos glóbulos vermelhos. Portanto, quando os reticulócitos deixam a medula óssea e passam para a corrente sanguínea, continuam a formar quantidades mínimas de hemoglobina por mais um dia ou assim até se tornarem eritrócitos maduros. Primeiro, a succinil-CoA, formada no ciclo metabólico de Krebs liga-se com glicina para formar uma molécula pirotécnica. Por sua vez, quatro pirrolas combinam-se para formar a protoporfirina IX, que depois se combina com o ferro para formar a molécula heme. Finalmente, cada molécula heme combina com uma longa cadeia de polipéptidos, uma globina sintetizada por ribossomas, formando uma subunidade de hemoglobina chamada cadeia de hemoglobina (Figura 32-6). Cada cadeia tem um peso molecular de cerca de 16.000; quatro destas, por sua vez, ligam-se frouxamente para formar toda a molécula de hemoglobina.

DESTINO DA HEMOGLOBINA:[2]

Quando os glóbulos vermelhos rebentam e libertam a sua hemoglobina, a hemoglobina é fagocitada quase imediatamente por macrófagos em muitas partes do corpo, mas especialmente pelas células Kupffer do fígado e macrófagos do baço e medula óssea. Durante as próximas horas a dias, os macrófagos libertam ferro da hemoglobina e passam-no de novo para o sangue, para ser transportado através da transferência quer para a medula óssea para a produção de novos glóbulos vermelhos ou para o fígado e outros tecidos para armazenamento sob a forma de ferritina. A porção de porfirina da molécula de hemoglobina é convertida pelos macrófagos, através de uma série de etapas, na bilirrubina do pigmento biliar, que é libertada no sangue e posteriormente removida do corpo por secreção através do fígado para a bílis.

QUANTIDADE DE HEMOGLOBIN:[2,10]

Os eritrócitos têm a capacidade de concentrar hemoglobina no líquido celular até cerca de 34 gramas em cada 100 mililitros de células. Os eritrócitos têm a capacidade de concentrar hemoglobina no líquido celular até cerca de 34 gramas em cada 100 mililitros de células.

- Homens: 13,8 a 18,0 g/dL (138 a 180 g/L, ou 8,56 a 11,17 mmol/L)
- Mulheres: 12,1 a 15,1 g/dL (121 a 151 g/L, o r7,51 a 9,37 mmol/L)
- Crianças: 11 a 16 g/dL (111 a 160 g/L, ou 6,83 a 9,93 mmol/L)
- Mulheres grávidas: 11 a 14 g/dL (110 a 140 g/L, ou 6,83 a 8,69 mmol/L) (9,5 a 15 valor habitual durante a gravidez) . Os valores normais de hemoglobina no 1º e 3º trimestres das mulheres grávidas devem ser de pelo menos 11 g/dL e pelo menos 10,5 g/dL durante o 2º trimestre. A desidratação ou hiperidratação pode influenciar grandemente os níveis medidos de hemoglobina.

OXIGÉNIO E HEMOGLOBINA:[2]

A característica mais importante da molécula de hemoglobina é a sua capacidade de combinar de forma solta e reversível com o oxigénio. Normalmente, cerca de 97% do oxigénio transportado dos pulmões para os tecidos é transportado em combinação química com a hemoglobina nos glóbulos vermelhos. Os restantes 3% são transportados no estado dissolvido na água do plasma e dos glóbulos vermelhos. Assim, em condições normais, o oxigénio é transportado para os tecidos quase inteiramente por hemoglobina. O sangue de uma pessoa normal contém cerca de 15 gramas de hemoglobina em cada 100 mililitros de sangue, e cada grama de hemoglobina pode ligar-se com um máximo de 1,34 mililitros de oxigénio (1,39 mililitros quando a hemoglobina é quimicamente pura, mas impurezas como a metemoglobina reduzem isto).Portanto, 15 vezes .34 equivale a 20,1, o que significa que, em média, os 15 gramas de hemoglobina em 100 mililitros de sangue podem combinar com um total de quase exactamente 20 mililitros de oxigénio se a hemoglobina estiver 100% saturada. Isto é normalmente expresso em 20 por cento dos volumes.

CURVA DE DISSOCIAÇÃO OXIGÉNIO-HEMOGLOBINA:

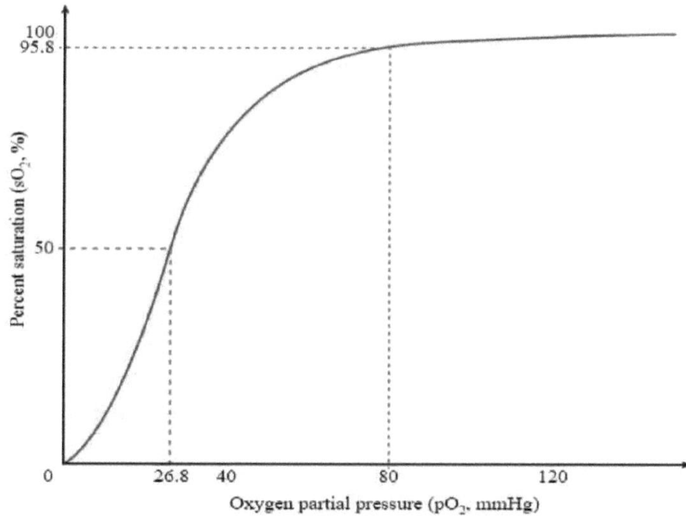

DISORDENADORES DE HEMOGLOBIN:[2] ,[10]

1. **Anemia**

   Anemia significa deficiência de hemoglobina no sangue, que pode ser causada ou por muito poucos glóbulos vermelhos ou por muito pouca hemoglobina nas células.

2. **Policetémia**

   Níveis elevados de hemoglobina estão associados a números ou tamanhos aumentados de glóbulos vermelhos, chamados policitemia.

   I. Policitemia secundária
   II. Policitemia vera

OUTRAS PROTEÍNAS DE LIGAÇÃO AO OXIGÉNIO:[10]

a. Mioglobina
b. Hemocyanin
c. Hemeritrina
d. Chlorocruorin
e. Vanabins
f. Erythrocruorin
g. Pinnaglobin
h. Leghemoglobina
i. Coboglobina

CAPÍTULO 4: ANEMIA: DEFINIÇÃO & CLASSIFICAÇÃO

DEFINIÇÃO: A anemia é uma condição em que o número de glóbulos vermelhos ou a sua capacidade de transporte de oxigénio é insuficiente para satisfazer as necessidades fisiológicas, que variam consoante a idade, sexo, altitude, tabagismo, e estado de gravidez.[15] A palavra "anemia" é composta por duas raízes gregas que juntas significam "sem sangue" e (sem)+ Haima (sangue). Uma definição operacional é uma diminuição na concentração de hemoglobina no sangue total de mais de 2 desvios padrão abaixo da média de uma faixa de referência de idade e sexo.[16] A anemia é definida como uma redução da massa total de eritrócitos circulantes abaixo dos limites normais.[17]

CLASSIFICAÇÃO: [17]

1. **PERDA DE SANGUE:**
   a) Perda aguda de sangue
   b) Perda de sangue crónica
2. **AUMENTO DA DESTRUIÇÃO DE ERITRÓCITOS (HEMÓLISE):**
   a) Defeitos genéticos herdados
      - Perturbações da membrana das células vermelhas: Esferocitose hereditária, eliptocitose hereditária
      - Deficiências enzimáticas:
        I. Deficiências de enzimas de derivação de monofosfato de hexose: Deficiência de G6PD, deficiência de glutatião sintetase
        II. Deficiências de enzimas glicolíticas: Cinase pirovada deficiência, deficiência de hexoquinase
   b) Anomalias de hemoglobina
      - Síntese deficiente da globina: Sindromes de talassemia
      - Globos estruturais anormais (hemoglobinopatias): Doença das células falciformes, hemoglobinas instáveis
   c) Defeitos genéticos adquiridos
      - Deficiência de glicoproteínas ligadas ao fosfatidilinositol: Hemoglobinúria paroxística nocturna
   d) Destruição mediada por anticorpos: Doença hemolítica do recém-nascido (doença de Rh), reacções transfusionais, doenças induzidas por drogas, auto-imunes.
   e) Trauma mecânico
      - Anemias hemolíticas microangiopáticas: Síndrome hemolítica uremica, coagulação intravascular disseminada, trombocitopenia trombótica purpura
      - Hemólise traumática cardíaca: Válvulas cardíacas defeituosas
      - Trauma físico repetitivo: Bateria de bongo, maratona de corrida, corte de karaté
   f) Infecções dos eritrócitos
      - Paludismo, babesiose
   g) Lesão tóxica ou química
      - Sépsis clostridial, veneno de cobra, envenenamento por chumbo
   h) Anomalias lipídicas de membrana
      - Abetalipoproteinemia, doença hepatocelular hepatocelular grave
   i) Sequestração
      - Hipersplenismo

3. **DIMINUIÇÃO DA PRODUÇÃO DE ERITRÓCITOS:**

a) Defeitos genéticos herdados

- Defeitos que levam ao esgotamento das células estaminais: Anemia de Fanconi, defeitos da telomerase
- Defeitos que afectam o amadurecimento do eritroblasto: Sindromes de talassemia

b) Deficiências nutricionais

- Deficiências que afectam a síntese de ADN: deficiências de B12 e folato
- Deficiências que afectam a síntese da hemoglobina: Anemia por deficiência de ferro

c) Deficiência de eritropoietina

- Insuficiência renal, anemia de doença crónica

d) Lesão imuno-mediada dos progenitores

- Anemia aplástica, aplasia pura de eritrócitos

e) Sequestro de ferro mediado por inflamação

- Anemia de doença crónica

f) Neoplasias hematopoiéticas primárias

- Leucemia aguda, mielodisplasia, doenças mieloproliferativas

g) Lesões de medula que ocupam espaço

- Neoplasias metástáticas, doença granulomatosa

h) Infecções dos progenitores de eritrócitos

- Infecção por Parvovírus B19

i) Mecanismos desconhecidos

- Perturbações endócrinas, doença hepatocelular hepatocelular

CAUSAS:[16]

1) Produção deficiente de hemácias
2) Aumento da destruição de hemácias
3) Perda de sangue
4) Sobrecarga de fluidos
5) Inflamação intestinal
6) Invasão parasitária
7) Deficiências dietéticas
8) Deficiências enzimáticas
9) Gravidez
10) Perturbações da tiróide, etc.

SINAIS COMUNS E SINTOMAS DE ANEMIA:[16,18,19]

i. Fadiga fácil e perda de energia

ii. Ritmo cardíaco anormalmente rápido

iii. Falta de ar

iv. Dor de cabeça

v. Dificuldade de concentração

vi. Dizziness

v ii. Pele pálida

v iii. Cãibras nas pernas

ix. Insónia

x. Fraqueza

xi. Mãos e pés frios

x ii. Entorpecimento

xiii. Baixa temperatura corporal

xiv. Palpitações
xv. Angina (se a doença cardíaca pré-existente estiver presente),
xvi. Claudicação intermitente das pernas
xvii. Palidez (pele pálida, mucosa de revestimento, conjuntiva e leitos de unhas)
xviii. Na anemia grave, pode haver sinais de uma circulação hiperdinâmica: taquicardia (ritmo cardíaco acelerado), pulso limitador, sopro de fluxo, e hipertrofia ventricular cardíaca (aumento).
xix. Pica, o consumo de artigos não alimentares como o gelo, mas também papel, cera ou erva, e mesmo cabelo ou sujidade, pode ser um sintoma de deficiência de ferro, embora ocorra frequentemente naqueles que têm níveis normais de hemoglobina.

CAPÍTULO 5: ANEMIA POR DEFICIÊNCIA DE FERRO

INTRODUÇÃO:

A deficiência de ferro, e especificamente a anemia por deficiência de ferro, continua a ser uma das deficiências nutricionais mais graves e importantes no mundo de hoje. Todos os grupos etários são vulneráveis. A deficiência de ferro prejudica o desenvolvimento cognitivo das crianças desde a infância até à adolescência. Prejudica os mecanismos imunitários, e está associada a taxas de morbidade acrescidas. [20] A deficiência de ferro é definida como um desequilíbrio entre o consumo de ferro, a absorção e a perda de ferro. A deficiência de ferro é a primeira causa de anemia [21] A anemia por deficiência de ferro (IDA) é uma determinada condição anémica que surge devido à inadequação do ferro para formar hemácias normais. A IDA é geralmente causada por ingestão insuficiente de ferro, perda crónica de sangue, e aumento da procura de ferro[22].[23] Embora a prevalência de deficiência de ferro

A anemia é mais elevada nos países em desenvolvimento; esta forma de anemia é comum nos Estados Unidos, particularmente em bebés, raparigas adolescentes e mulheres em idade fértil. Os factores subjacentes à deficiência de ferro diferem um pouco em vários grupos populacionais e podem ser melhor considerados no contexto do metabolismo normal do ferro. [17] A anemia por deficiência de ferro é caracterizada por um defeito na síntese da hemoglobina, resultando em glóbulos vermelhos que são anormalmente pequenos (microcíticos) e contêm uma quantidade reduzida de hemoglobina (hipocrómica). [23] A capacidade do sangue de fornecer oxigénio às células e tecidos do corpo é assim reduzida.

O ferro é essencial para todas as células. As funções do ferro incluem o envolvimento no metabolismo energético, regulação genética, crescimento e diferenciação celular, ligação e transporte de oxigénio, utilização e armazenamento de oxigénio muscular, reacções enzimáticas, síntese de neurotransmissores, e síntese de proteínas. O ferro é um elemento essencial necessário para a manutenção dos processos físico-químicos. É muito necessário para manter o seu equilíbrio para um funcionamento fisiológico adequado no organismo. Como a superabundância de ferro pode ter efeitos adversos extremos como inchaço e danos no fígado, da mesma forma é sempre aconselhável evitar a deficiência de ferro (ID) ou sobrecarga de ferro[24][25]] O ferro é um mineral contido em todas as células do corpo onde é vital para muitas reacções bioquímicas. É um componente chave na hemoglobina e na mioglobina, que transportam oxigénio no sangue e nos músculos, e nas enzimas celulares necessárias para o metabolismo energético. O ferro é armazenado no fígado, baço, medula óssea e outros tecidos, mas uma baixa ingestão de ferro ou perda de sangue pode esgotar estas reservas e resultar em anemia. [26]

METABOLISMO DE FERRO: [21] o ferro dietético compreende ferro heme (fontes animais) e ferro não heme (fontes vegetais e cereais). O ferro heme ligado à Hb e à mioglobina é responsável por fornecer oxigénio aos tecidos. As enzimas pancreáticas digerem heme para o libertar da molécula da globina no lúmen intestinal. Isto é seguido pela absorção de ferro heme nos enterócitos à medida que a metaloporfirina se processa e é ainda mais degradada pelo ferro heme oxygenase-1, levando à libertação de ferro não heme. Posteriormente, o ferro é exportado pelo único ferroportina exportador de ferro, presente no aspecto basolateral do enterócito. A absorção de ferro é mantida pelo aumento da eritropoiese e carência de ferro, e desregulamentada na repleção e inflamação do ferro. Este processo dinâmico de absorção de ferro é mediado pela hepcidina, que regula a entrada de ferro e bloqueia a libertação de ferro de enterócitos e macrófagos. As reservas de ferro no corpo são reguladas através do processo de absorção de ferro. O ferro não heme é absorvido na forma ferrosa (Fe+2). A redução do ferro férrico (Fe+3) por ácido ascórbico dietético, acidez estomacal e redutase luminal melhora a absorção do ferro.

SINÓNIMOS:

- Síndrome de Paterson-Brown-Kelly
- Síndrome de Paterson-Kelly
- Disfagia Sideropénica

FISIOPATOLOGIA:

O equilíbrio do ferro no corpo depende de uma interacção complexa entre factores genéticos e ambientais. Os indivíduos com formas variantes de genes envolvidos no metabolismo do ferro podem responder de forma diferente à ingestão das mesmas quantidades de ferro na dieta. A deficiência de ferro, a sobrecarga de ferro e a anemia da inflamação são as perturbações mais comuns do metabolismo do ferro. [27].

1. A deficiência nutricional em ferro resulta de uma dieta que contém ferro biodisponível insuficiente para satisfazer as necessidades individuais. Nos países em desenvolvimento, os alimentos tradicionais contêm geralmente grandes quantidades de inibidores de absorção de ferro, particularmente fitatos e polifenóis. As condições que causam a perda de sangue, particularmente as infecções por ancilóstomos, têm um importante papel contributivo, levando a uma elevada prevalência de carência de ferro em muitos países em desenvolvimento.

2. A anemia da inflamação (anemia da doença crónica) é o resultado do aumento da expressão da hepcidina induzida pelas citocinas inflamatórias, que é geralmente considerada como uma resposta do hospedeiro que evoluiu para tornar o ferro menos disponível aos agentes patogénicos. Esta condição é caracterizada pela diminuição da libertação de reservas de ferro, baixas concentrações de ferro plasmático e de transferrina, restrição do fornecimento de ferro disponível para a produção de eritrócitos e anemia ligeira ou moderada.

3. A sobrecarga primária de ferro é muito menos prevalecente do que a deficiência de ferro. A sobrecarga sistémica primária de ferro (hemocromatose) é quase sempre o resultado de uma anormalidade herdada da regulação do transporte de ferro que afecta a hepcidina ou o seu receptor ferroportina. A expressão da hepcidina é induzida independentemente pela acumulação de ferro armazenado e pela inflamação.

Os estados de deficiência de ferro apresentarão anemia hipo regenerativa e microcítica. O metabolismo do ferro é finamente ajustado para regular a absorção intestinal e o nível sérico de ferro. A deficiência de ferro é definida como um ferro sérico baixo, capacidade elevada de ligação do ferro à transferrina (como resposta à deficiência) e baixa ferritina (reflectindo reservas baixas de ferro). A carência de ferro é muito frequente em mulheres menstruadas e provavelmente subestimada. Outras etiologias incluem perda crónica de sangue (gastrointestinal, flebotomia), má absorção (gastrectomia, acloridria) ou aumento das necessidades (gravidez, aleitamento materno). [ ][28]

A fadiga crónica é um dos sintomas mais comuns no consultório do médico de cuidados primários, e o diagnóstico pode ser bastante desafiante. É importante distinguir entre causas fisiológicas normais de fadiga, e causas patológicas tais como causas orgânicas (físicas) e psicológicas de fadiga crónica. O diagnóstico pode tornar-se bastante claro a partir da anamnese e através do exame físico, mas investigações especiais podem ser essenciais para se fazer um diagnóstico definitivo. [2 9]

A deficiência de ferro ocorre geralmente em três fases sequenciais: armazéns de ferro esgotados, eritropoiese de deficiência de ferro e anemia por deficiência de ferro. Todas as três fases podem ser analisadas bioquimicamente com a medição de Hb, ferritina e sTfR (receptor de transferrina solúvel). Embora existam alguns indicadores clínicos e a avaliação da ingestão de ferro possa ser útil, o diagnóstico baseia-se principalmente nestes parâmetros. A medição de Hb é essencial para o diagnóstico de anemia nutricional e é um dos métodos mais comuns, mais fáceis e menos dispendiosos. Infelizmente, a medição de Hb não é muito sensível e específica para a deficiência de ferro (apenas a terceira fase afecta a síntese de Hb). Assim, para determinar se a deficiência de ferro é responsável pela anemia, é geralmente necessário incluir outros indicadores. A deficiência de ferro pode resultar de ingestão inadequada, aumento das necessidades de ferro devido a factores de risco genéticos, aumento da perda de sangue ou diminuição da absorção de ferro, ou uma combinação destes factores. A anemia nutricional é também caracterizada por outras deficiências nutricionais. Tanto o cobre como o zinco são nutrientes essenciais e as deficiências de ambos resultam em anemia. A resistência às infecções depende de uma função imunitária saudável e o cobre e o zinco são ambos necessários para o funcionamento normal do sistema imunitário. O défice de cobre deve ser incluído no diagnóstico diferencial de anemia não responsiva à suplementação com ferro. [29]

Um estudo realizado por Selzer et al. [30] demonstrou claramente que o funcionamento óptimo da via de transferência folato-vitamina B12-metilo é um pré-requisito para a produção e manutenção da mielina. Embora os polimorfismos funcionais nos genes da via de transferência de metilo possam causar mielinização inadequada e incapacidade grave desde a infância, a suplementação com o substrato químico após cada bloco metabólico poderia restaurar a mielina, bem como algumas das deficiências funcionais. Quando os substratos ou co-factores da via do folato (incluindo vitaminas B e zinco) se esgotam, pode seguir-se a desmielinização[30]. Quatro genes são responsáveis pelos diferentes tipos de hemocromatose não relacionados com as mutações do gene HFE: Hepcidina e hemojuvelina são os genes envolvidos na hemocromatose juvenil autossómica recessiva (tipo 2), enquanto que os genes receptor-2 (tipo 3) e ferroportina (tipo 4) estão subjacentes a formas relativamente raras de hemocromatose autossómica recessiva e autossómica dominante, respectivamente.][129]

Nunca é demais salientar a importância do ferro dentro das proteínas de ligação ao oxigénio e respiratórias, mas também pode levar à produção de radicais livres e, consequentemente, à danificação dos tecidos.[30] Embora estes radicais livres possam causar a quebra de cadeias de ADN e a ruptura da estrutura do ADN (mutagénese directa), o ferro também pode interferir com a vigilância imunológica de tumores e a eliminação de macrófagos de células transformadas (mutagénese indirecta)[[31]] O excesso de ferro no corpo tem estado ligado ao cancro do cólon, enquanto que a deposição de ferro no fígado está associada a cirrose hepática e carcinoma hepatocelular (HHC).

As características morfológicas e hematológicas da deficiência de ácido fólico são semelhantes às da deficiência de B12. No entanto, há que ter em conta que[28] :

A. em caso de privação total, as reservas de ácido fólico são apenas suficientes para 3-4 meses;

B. não há sinais neurológicos, e a suplementação com ácido fólico em caso de macrocitose pode precipitar danos neurológicos devido à deficiência de B12/baixas reservas associadas;

C. A deficiência de ácido fólico pode ser induzida por drogas, particularmente por metabolitos de formigas (metotrexato) ou por inibidores da tetrahidrofolic reductase (co-trimoxazol);

D. A má absorção de ácido fólico é extremamente rara, pelo que a suplementação oral com doses farmacológicas é suficiente;

E. as principais causas da deficiência de folato, para além de drogas, são a gravidez, o abuso de etanol, a ingestão inadequada de alimentos (especialmente nos idosos), e a anemia hemolítica crónica.

CARACTERÍSTICAS CLÍNICAS:

A fadiga ou fraqueza ocorre por vezes nas fases iniciais da deficiência de ferro, mesmo antes de se desenvolver a anemia. A anemia desenvolve-se gradualmente, à medida que as reservas de medula óssea de ferro se tornam demasiado baixas para produzir glóbulos vermelhos saudáveis. Os sintomas podem incluir tonturas, falta de ar, aspecto pálido e menor resistência a infecções, mas algumas pessoas não apresentam quaisquer sintomas. A anemia por deficiência de ferro está por vezes associada a uma depressão psicológica, a uma diminuição da função cognitiva e a um aumento dos desejos alimentares. [32]

Os dois principais tipos de deficiência de ferro são:

1) A deficiência absoluta de ferro que surge devido ao nível reduzido ou esgotado das reservas totais de ferro do corpo são baixas ou esgotadas e

2) Deficiência funcional de ferro em que as reservas de ferro do corpo total são normais ou aumentadas, com o fornecimento insuficiente de ferro à medula óssea.

A deficiência absoluta de ferro e a deficiência funcional de ferro podem coexistir. A deficiência funcional de ferro está presente em muitos estados inflamatórios agudos e crónicos. [33]

As características clínicas da anemia por deficiência de ferro dependem dos seguintes factores: [21]

- Nível de gravidade da anemia
- Grupo etário
- Perturbações múltiplas
- Consistência da doença
- Velocidade de início

Sintomas muito frequentes: [21]

1. Dimensão ou Palidez
2. Exaustão e cansaço
3. Dyspnoea

4. Dor de cabeça

Sintomas frequentes: [21]

1. Alopecia difusa e moderada
2. Glossite atrófica
3. Síndrome das pernas inquietas
4. Pele seca e áspera
5. Cabelo seco e danificado
6. Murmúrio cardíaco
7. Taquicardia
8. Disfunção neurocognitiva
9. Angina pectoris
10. Vertigo

Sintomas raros: [21]

1. Instabilidade hemodinâmica
2. Síncope
3. Koilonychias
4. Síndrome de Plummer-Vinson

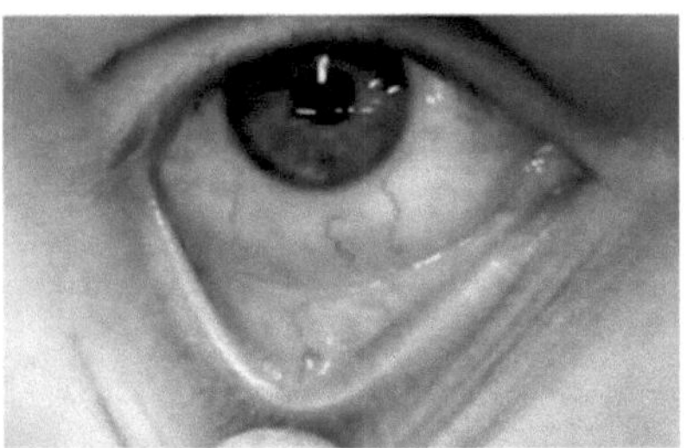

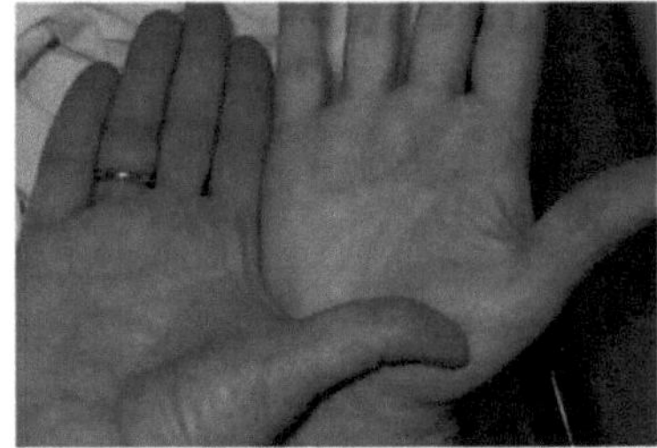

Fig 5.1: Palidez perceptível no

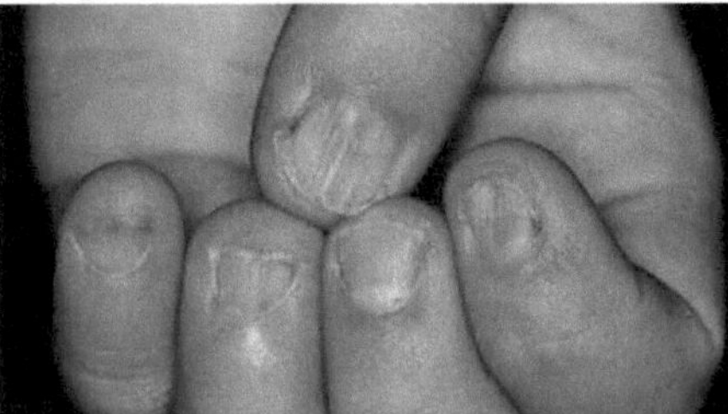

Fig 5.2: Unhas Brittle nails. [Cortesia: artigo do Dr. Phillip Miller].

MANIFESTAÇÕES ORAIS:

As manifestações orais de anemia por deficiência de ferro incluem quelite angular, glossite atrófica ou atrofia generalizada da mucosa oral. As manifestações orais em doentes com anemia podem incluir palidez da mucosa, glossite atrófica, e candidíase. A palidez da mucosa oral pode ser difícil de apreciar. [35] A glossite atrófica aparece como uma calvície completa ou desigual da língua causada pela atrofia das papilas linguísticas. Atrofia pode ser observada mais facilmente na língua dorsal, embora outros sítios possam ser afectados. Queimadura, dor, sensibilidade e eritema também podem estar presentes. [36] A deficiência de ferro também pode levar à atrofia da mucosa oral, porque o ferro é essencial ao funcionamento normal das células epiteliais orais e, num estado de deficiência de ferro, as células epiteliais orais viram-se mais rapidamente e produzem uma mucosa atrófica ou imatura[37] Um estudo realizado por Yang-Che-Wu et al em 2013 mostrou frequências significativamente mais elevadas de todas as manifestações orais em doentes com IDA do que em controlos saudáveis ($p < 0,001$). Estas manifestações orais incluíram sensação de ardor da mucosa oral (76,0%), varicosidade linguística (56,0%), boca seca (49,3%), OLP (33,3%), AG (26,7%), RAU (25,3%), dormência da mucosa oral (21,3%), e disfunção do paladar (12,0%).[37] Alguns investigadores sugeriram que a deficiência de ferro predispõe o doente à infecção por Candida, o que resulta em alterações observadas nos cantos da boca e na língua. A lactoferrina é uma proteína contida nos fluidos corporais como a saliva, as lágrimas e as secreções vaginais. Proporciona uma função de defesa porque se liga com ferro e retém o ferro de agentes patogénicos como a Candida. Quando os níveis de Lactoferrina são baixos, a Candida pode proliferar sobre o ferro livre. Esta é uma das razões para a dor da língua. [38]

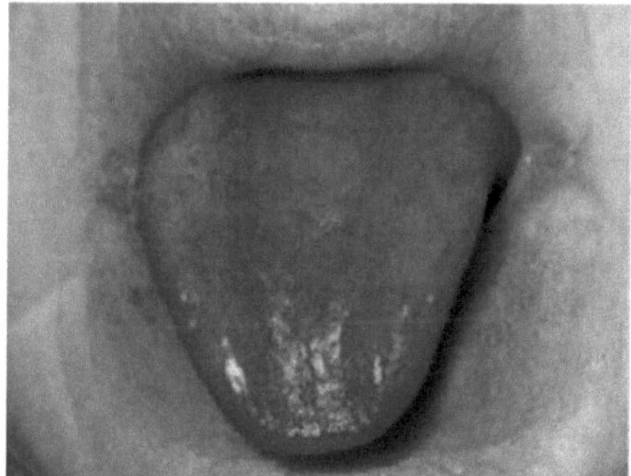

Fig 5.3: Língua dorida e lisa e também quilite angular. [Cortesia: artigo do Dr. Phillip Miller].

TRABALHO DE LABORATÓRIO:

Um hemograma completo é a primeira linha de investigação após a avaliação de todos os sinais e sintomas clinicamente observados após uma história detalhada e um exame geral. São vistos os seguintes resultados:

- Redução da concentração de hemoglobina.

- Redução do volume médio das células.

- Redução da hemoglobina média celular.

- Redução da concentração média de hemoglobina celular.

1. O filme de sangue mostra eritrócitos microcíticos hipocíticos.[38]
2. Medição de hemoglobina: Os únicos métodos geralmente recomendados para uso em inquéritos para determinar a prevalência populacional de anemia por hemoglobinometria são o método da cianmethemoglobina no laboratório e o sistema HemoCue.[20]
3. Hematócrito ou volume de células embaladas: O hematócrito ou volume de células embaladas é uma avaliação clínica comummente realizada frequentemente utilizada em levantamentos de anemia devido à sua simplicidade e à disponibilidade generalizada do equipamento necessário. A medição do hematócrito é um método aceitável e recomendado para a determinação da anemia, mas não tem qualquer vantagem em comparação com a medição da hemoglobina. Além disso, a determinação fiável do hematócrito requer uma fonte de energia estável. Para a determinação do hematócrito, o sangue é recolhido em tubos capilares tratados com anticoagulantes e fiado numa pequena centrífuga especialmente concebida para o efeito. O volume de células embaladas como uma porção do volume total de sangue é medido e expresso em l/l de sangue total.[20]
4. Nível de ferritina sérica: os ensaios hematínicos demonstram uma concentração reduzida de ferritina sérica na deficiência de ferro em linha recta. [38]O nível de corte geralmente aceite para a ferritina do soro, abaixo do qual as reservas de ferro são consideradas como esgotadas, é <15 Lig/l. Os kits utilizados para a determinação da ferritina do soro devem ser cuidadosamente calibrados de acordo com a norma da OMS.[20]
5. Nos casos em que a estimativa da ferritina é susceptível de induzir em erro, o ensaio do receptor de transferrina solúvel (sTfR) pode ajudar no diagnóstico (Provan, 2005).
6. Erythrocyte protoporphyrin: Os níveis de protoporfirina de eritrócitos, o precursor da hemorragia, tornam-se elevados quando o fornecimento de ferro é inadequado para a produção de hemorragia. Com ferro adequado, os níveis de protoporfirina eritrócita, como os de hemoglobina, são mantidos dentro de uma gama normal bem definida em indivíduos saudáveis.[20]
7. Até recentemente, a eritrocite protoporfirina era medida por um procedimento complexo e dispendioso que limitava a sua utilização à de um método de referência. Está agora disponível um hemato-fluorómetro simplificado que mede directamente a fluorescência de protoporfirina eritrócita. Este dispositivo permitiu a utilização generalizada de testes de protoporfirina de eritrócitos em ambientes ambulatoriais nos EUA.[39]
8. Soro de ferro, transferrina, e saturação da transferrina: A deficiência de ferro resulta numa redução dos níveis de ferro sérico (SI), numa elevação dos níveis de transferrina (capacidade total de ligação ao ferro [TIBC]) e, consequentemente, numa redução líquida da saturação da transferrina (ou seja, SI/TIBC).[20]
9. A medição dos receptores de transferrina sérica é uma adição recente à selecção disponível de testes de deficiência de ferro.[20]
10. Uma mancha de medula óssea para o ferro foi considerada como a referência contra a qual avaliar outros testes com ferro. A ausência de ferro manchável reflecte a ausência de armazéns de ferro.

TRATAMENTO: 1[20] I[21] ! I ![38]

É necessário expandir as iniciativas de saúde pública a fim de sensibilizar e prevenir o IDA nas crianças em última instância. Os médicos não devem confiar nos estereótipos tradicionais e devem ser cautelosos quanto à possibilidade de a deficiência de ferro levar à anemia em todas as crianças. O tratamento deve envolver a substituição do ferro, para além das etapas de diagnóstico que se concentram na correcção da causa fundamental da anemia por deficiência de ferro. Os bebés saudáveis têm reservas de ferro adequadas até aos 4-6 meses de idade, e a anemia por deficiência de ferro atinge picos entre 1 a 3 anos de idade [43]. Por conseguinte, é fundamental identificar práticas alimentares óptimas para além dos primeiros 6 meses de vida para prevenir a anemia por deficiência de ferro.

1. **MELHORIA DIETÁRIA:** incluir na refeição sumos de fruta como o sumo de laranja, ou outra fonte de ácido ascórbico como tubérculos, couve, cenoura, ou couve-flor.
2. **FORTIFICAÇÃO ALIMENTAR: Existe** um consenso de que o enriquecimento (ou fortificação) dos alimentos é uma abordagem eficaz a longo prazo para melhorar o estado de ferro das populações.
3. **FORNECIMENTO DE FERRO: A** terapia de substituição oral do ferro, com reabastecimento gradual das reservas de ferro e restauração da hemoglobina, é o tratamento preferido. Os sais ferrosos orais são o tratamento de escolha e normalmente tomam a forma de sulfato ferroso (200-mg) três vezes por dia. As preparações alternativas incluem gluconato ferroso e fumarato ferroso. Todos os três compostos, no entanto, estão associados a uma elevada incidência de efeitos secundários, incluindo náuseas, obstipação e diarreia. Estes efeitos secundários podem ser reduzidos através da ingestão dos comprimidos após as refeições. O ferro parenteral pode ser utilizado quando o doente não pode tolerar suplementos orais, por exemplo, quando os doentes têm efeitos secundários gastrointestinais graves ou se as perdas excederem a quantidade diária que pode ser absorvida oralmente.
4. **TRANSFUSÃO DE CÉLULAS VERMELHAS: A** transfusão de eritrócitos é um tratamento justificado para a anemia grave. A transfusão está associada a consequências adversas, incluindo sobrecarga de fluidos, e a uma série de perigos imunológicos. Por conseguinte, deve ser mantida para uma gestão imediata e direccionada.

CAPÍTULO 6: ANEMIA HEMOLÍTICA

INTRODUÇÃO:

A anemia hemolítica é uma forma de anemia devida a hemólise, a ruptura anormal dos glóbulos vermelhos (hemácias), quer nos vasos sanguíneos (hemólise intravascular), quer em qualquer outra parte do corpo humano (extravascular, mas geralmente no baço).[40] A destruição fisiológica dos eritrócitos senescentes ocorre dentro dos macrófagos, que são abundantes no baço, fígado e medula óssea. Este processo parece ser desencadeado por alterações dependentes da idade nas proteínas da superfície dos eritrócitos, que levam ao seu reconhecimento e fagocitose.[17] A hemólise é um processo caracterizado pela destruição acelerada de eritrócitos, que pode ser compensada se o organismo intensificar a produção de novos eritrócitos. No entanto, se a destruição de eritrócitos ultrapassar a produção, pode resultar em anemia hemolítica.[41] A hemólise é a destruição ou remoção de eritrócitos da circulação antes da sua duração de vida normal de 120 dias. Embora a hemólise possa ser uma condição assintomática para toda a vida, apresenta-se mais frequentemente como anemia quando a eritrocitose não consegue acompanhar o ritmo de destruição dos eritrócitos. A hemólise também pode manifestar-se como icterícia, colelitíase, ou reticulocitose isolada.[42]

FISIOPATOLOGIA: [17]

A hemólise extravascular é geralmente causada por alterações que tornam os eritrócitos menos deformáveis. São necessárias alterações extremas na forma para que os eritrócitos naveguem com sucesso os sinusóides esplénicos. A reduzida deformabilidade torna esta passagem difícil, levando à sequestração dos eritrócitos e à fagocitose por macrófagos localizados dentro das cordas esplénicas. Independentemente da causa, as principais características clínicas da hemólise extravascular são a anemia, a esplenomegalia e a icterícia. Alguma hemoglobina escapa inevitavelmente aos fagócitos, o que leva a diminuições variáveis da haptoglobina plasmática, uma a2-globulina que liga a hemoglobina livre e impede a sua excreção na urina. Como grande parte da destruição patológica dos eritrócitos ocorre no baço, os indivíduos com hemólise extravascular beneficiam frequentemente de uma esplenectomia. Menos frequentemente, a hemólise intravascular predomina. A hemólise intravascular dos eritrócitos pode ser causada por lesão mecânica, fixação do complemento, parasitas intracelulares (por exemplo, malária falciparum, Capítulo 8), ou factores tóxicos exógenos. As causas de lesão mecânica incluem traumatismo causado por válvulas cardíacas, estreitamento trombótico da microcirculação, ou trauma físico repetitivo (por exemplo, maratona e batimento de tambor de bongo). A fixação do complemento ocorre numa variedade de situações em que os anticorpos reconhecem e ligam os antigénios dos eritrócitos. A lesão tóxica é exemplificada pela sepsis clostridial, que resulta na libertação de enzimas que digerem a membrana dos eritrócitos. Qualquer que seja o mecanismo, a hemólise intravascular manifesta-se por anemia, hemoglobinemia, hemoglobinúria, hemossiderinúria, e icterícia. As grandes quantidades de hemoglobina livre libertadas pelos eritrócitos lisados são prontamente ligadas pela haptoglobina, produzindo um complexo que é rapidamente limpo por fagócitos mononucleares. Como a haptoglobina sérica se esgota, a hemoglobina livre oxida a metemoglobina, que é de cor castanha. As células tubulares proximais renais reabsorvem e catabolizam grande parte da hemoglobina filtrada e da metemoglobina, mas algumas desmaiam na urina, conferindo uma cor castanha-avermelhada. O ferro libertado da hemoglobina pode acumular-se dentro das células tubulares, dando origem a hemossiderose renal. Concomitantemente, grupos heme derivados de complexos de hemoglobina-haptoglobina são catabolizados para bilirrubina dentro de fagócitos mononucleares, levando à icterícia. Ao contrário da hemólise extravascular, a esplenomegalia não é vista.

ETIOLOGIA: [40]

Causas Intrínsecas:

A anemia hemolítica hereditária (hereditária) pode ser devida a :

- Defeitos de produção da membrana dos glóbulos vermelhos (como na esferocitose hereditária e na eliptocitose hereditária)
- Defeitos na produção de hemoglobina (como na talassemia, doença falciforme e anemia diseritropoiética congénita)
- Metabolismo defeituoso dos eritrócitos (como na deficiência de glucose-6-fosfato desidrogenase e na deficiência de piruvato cinase)
- A hemoglobinúria paroxística nocturna (PNH), por vezes referida como síndrome de Marchiafava- Micheli, é uma doença rara, adquirida e potencialmente fatal do sangue, caracterizada por anemia hemolítica intravascular induzida por complementos.

Causas Extrínsecas:

A anemia hemolítica adquirida pode ser causada por causas imuno-mediadas, drogas e outras causas diversas.

As causas imunes podem incluir factores transitórios como na infecção por *Mycoplasma pneumoniae* (doença de aglutinina fria) ou factores permanentes como nas doenças auto-imunes como a anemia hemolítica auto-imune (ela própria mais comum em doenças como o lúpus eritematoso sistémico, artrite reumatóide, linfoma de Hodgkin, e leucemia linfocítica crónica).

Anemia hemolítica dos esporos, qualquer uma das causas de hiperspleni smo (aumento da actividade do baço), como a hipertensão portal. A anemia hemolítica adquirida é também encontrada em queimaduras e como resultado de certas infecções (por exemplo .malária).

O envenenamento por chumbo resultante do ambiente causa anemia hemolítica não imune. Da mesma forma, o envenenamento por arsina ou estibina também causa anemia hemolítica.

Os corredores podem sofrer de anemia hemolítica devido à "hemólise dos pés", devido à destruição dos glóbulos vermelhos dos pés no impacto dos pés.

A anemia hemolítica de baixo grau ocorre em 70% dos receptores de válvulas cardíacas protéticas, e a anemia hemolítica grave ocorre em 3%.

MECANISMO: [40]

A anemia hemolítica envolve o seguinte:

A. Destruição anormal e acelerada dos eritrócitos e, em algumas anemias, dos seus precursores

B. Aumento da decomposição da hemoglobina, o que pode resultar em

1. aumento do nível de bilirrubina (principalmente de reacção indirecta) com icterícia
2. aumento do urobilinogénio fecal e urinário

3. Hemoglobinemia, metemalbuminemia, hemoglobinúria e hemossiderinúria (onde há hemólise intravascular significativa).

C. Reacção compensatória da medula óssea:

1. Hiperplasia eritróide com produção acelerada de eritrócitos, reflectida pela reticulocitose, e macrocitose ligeira no sangue periférico

2. Expansão da medula óssea em bebés e crianças com hemólise crónica grave - alterações na configuração óssea visíveis no raio-X

D. O equilíbrio entre a destruição de eritrócitos e a compensação da medula determina a gravidade das anemias.

Numa pessoa saudável, um glóbulo vermelho sobrevive de 90 a 120 dias na circulação, pelo que cerca de 1% dos glóbulos vermelhos humanos se decompõem todos os dias. O baço (parte do sistema reticulo-endotelial) é o órgão principal que remove as hemácias velhas e danificadas da circulação. Em indivíduos saudáveis, a decomposição e remoção de hemácias da circulação é igualada pela produção de novas hemácias na medula óssea.

Em condições em que a taxa de hemograma aumenta, o organismo compensa inicialmente produzindo mais hemácias; no entanto, a decomposição das hemácias pode exceder a taxa que o organismo pode produzir hemácias, e assim a anemia pode desenvolver-se. A bilirrubina, um produto de decomposição da hemoglobina, pode acumular-se no sangue, causando icterícia.

Em geral, a anemia hemolítica ocorre como uma modificação do ciclo de vida das hemácias. Ou seja, em vez de ser recolhida no fim da sua vida útil e eliminada normalmente, a hemácia desintegra-se de uma forma que permite que moléculas livres contendo ferro cheguem ao sangue. Com a sua total ausência de mitocôndrias, as hemácias dependem da glicólise para os materiais necessários para reduzir os danos oxidativos. Quaisquer limitações da glicólise podem resultar numa maior susceptibilidade aos danos oxidativos e num ciclo de vida curto ou anormal. Se a célula for incapaz de sinalizar aos fagócitos reticuloendotelial através da externalização da fosfatidilserina, é provável que a célula mingue através de meios incontrolados[5s]. A característica distintiva da hemólise intravascular é a libertação do conteúdo de hemácias para a corrente sanguínea. O metabolismo e eliminação destes produtos, em grande parte compostos contendo ferro capazes de causar danos através de reacções de Fenton, é uma parte importante da condição. Existem vários textos de referência sobre as vias de eliminação, por exemplo. A hemoglobina livre pode ligar-se à haptoglobina, e o complexo é eliminado da circulação; assim, uma diminuição da haptoglobina pode apoiar um diagnóstico de anemia hemolítica. Alternativamente, a hemoglobina pode oxidar e libertar o grupo heme que é capaz de se ligar à albumina ou à hemopexina. A heme é finalmente convertida em bilirrubina e removida nas fezes e na urina. A hemoglobina pode ser eliminada directamente pelos rins, resultando numa rápida eliminação da hemoglobina livre, mas causando a perda contínua de células tubulares renais carregadas de hemossiderina durante muitos dias. Os efeitos adicionais da hemoglobina livre parecem ser devidos a reacções específicas com NO.

CLASSSIFICAÇÃO: [40]

Podem ser classificados de acordo com os meios de hemólise, sendo intrínsecos nos casos em que a causa está relacionada com o próprio glóbulo vermelho (hemácia), ou extrínsecos nos casos em que factores externos à hemácia dominam. Os efeitos intrínsecos podem incluir problemas com as proteínas das hemácias ou manipulação de stress oxidativo, enquanto que os factores externos incluem ataque imunitário e angiopatias microvasculares (as hemácias são mecanicamente danificadas na circulação).[40] A anemia hemolítica auto-imune (AIHA) é uma doença relativamente pouco comum causada por auto-anticorpos dirigidos contra os eritrócitos. Pode ser idiopática ou secundária, e classificada como quente, fria (doença de hemaglutinina fria (CAD) e hemoglobinúria fria paroxística) ou mista, de acordo com a gama térmica do autoanticorpo.[43]

Anemia hemolítica auto-imune.[44]

A} Tipo de Anticorpo Quente
  Primário
  Secundário
B} Tipo de Anticorpo frio
  Doença crónica primária de aglutinina fria
  Síndrome de aglutinina secundária do frio
  Associado a doenças malignas
  Aguda, associada à infecção
  Hemoglobinúria fria paroxística
C} Tipo de anticorpos mistos a frio e a quente

CARACTERÍSTICAS CLÍNICAS:

Qualquer que seja o mecanismo, a hemólise intravascular manifesta-se por *anemia, hemoglobinemia, hemoglobinúria, hemossiderinúria, e icterícia.*[17] O doente pode queixar-se de dispneia ou fadiga (causada por anemia). Urina escura e, ocasionalmente, dores nas costas podem ser comunicadas por doentes com hemólise intravascular. A pele pode parecer icterícia ou pálida. Uma taquicardia em repouso com um sopro de fluxo pode estar presente se a anemia for pronunciada. Linfadenopatia ou hepatoesplenomegalia sugerem uma doença linfoproliferativa subjacente ou malignidade; em alternativa, um baço aumentado pode reflectir hipersplenismo causador de hemólise. As úlceras nas pernas ocorrem em alguns estados hemolíticos crónicos, tais como a anemia falciforme. [42] A apresentação de queixas de AIHA depende da gravidade da própria anemia, desde a reticulocitose compensada assintomática com ligeira hiperbilirrubinemia até à hemólise fulminante aguda que leva à icterícia, hepatoesplenomegalia, taquicardia e angina. As características clínicas são determinadas pela presença de doenças subjacentes e pelo grau de hemólise, que depende do tipo de autoanticorpo. Os doentes com AIHA reactiva a quente com IgM são reportados como tendo hemólise mais grave e taxas de mortalidade mais elevadas do que aqueles com outros subtipos, e os doentes com AIHA fria tendem a ter sintomas mais ligeiros do que aqueles com AIHA quente. [45] O grau de anemia depende geralmente da compensação representada pela reticulocitose e, portanto, os doentes com reticulocitopenia, que compreende 20% dos doentes adultos e 39% das crianças com AIHA, representariam uma condição clínica mais grave do que aqueles com reticulocitose, e exigiriam um forte apoio transfusional de hemácias.[46]

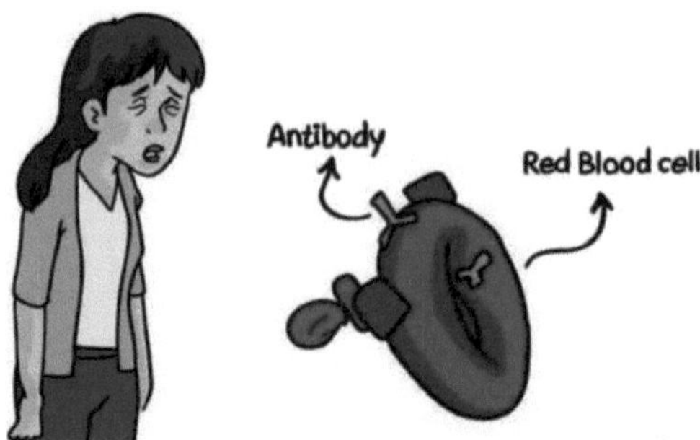

Fig 6.1: Sintomas da AIHA. Cortesia: Artigo do Dr. Sameer Ather .2017 Disponível a partir de: www.xpertdox.com

Os sinais e sintomas de anemia hemolítica são diversos e devem-se à anemia, ao grau de compensação, ao tratamento prévio e à desordem subjacente. Os doentes com anemia hemolítica mínima ou de longa duração podem ser assintomáticos, e a hemólise é frequentemente encontrada incidentalmente durante testes laboratoriais de rotina. As manifestações clínicas podem incluir o seguinte:[47]

- Em hemólise intravascular, a deficiência de ferro devido a hemoglobinúria crónica pode exacerbar a anemia e a fraqueza
- Taquicardia, dispneia, angina e fraqueza ocorrem em doentes com anemia grave, uma vez que a função cardíaca é sensível à anóxia
- A hemólise persistente pode resultar no desenvolvimento de cálculos bilirrubinas; estes doentes podem apresentar dores abdominais
- Cor da pele bronzeada e diabetes ocorrem em hematossiderose; a sobrecarga de ferro pode ocorrer em doentes que receberam múltiplas transfusões ou naqueles a quem foi administrada erroneamente terapia com ferro
- A urina escura pode ser devida a hemoglobinúria
- Para além da hemólise, os doentes com púrpura trombocitopénica trombótica (TTP) podem apresentar febre, sinais neurológicos, insuficiência renal e trombocitopenia
- As úlceras nas pernas podem desenvolver-se em doentes com anemia falciforme e outras doenças hemolíticas, como resultado da diminuição da deformabilidade dos glóbulos vermelhos (hemácias) e das alterações endoteliais

Os doentes podem comunicar o uso recente de medicamentos que podem causar hemólise imunológica. Estes incluem penicilina, quinina, quinidina, e L-dopa. Em doentes com deficiência de glucose-6-fosfato desidrogenase (G6PD), a hemólise pode ser desencadeada por medicamentos oxidantes e stress de infecções. Os feijões fava podem induzir hemólise em indivíduos susceptíveis com a variante mediterrânica de deficiência de G6PD.

TRABALHO LABORATÓRIO: , ,[174042] ,[43]

1. **Testes Hematológicos:** A anemia de hemólise é geralmente normocítica, embora uma reticulocitose marcada possa levar a uma medição elevada do volume corpuscular médio,

porque o volume corpuscular médio de um reticulócito é de 150 fL, A revisão do esfregaço de sangue periférico é um passo crítico na avaliação de qualquer anemia. Juntamente com uma avaliação das morfologias patognomónicas dos glóbulos vermelhos, tais como os esferócitos ou esquistocitos, é essencial o exame dos glóbulos brancos e das plaquetas para detectar doenças hematológicas ou malignas coexistentes.

2. **Testes serológicos:** O diagnóstico é geralmente simples, baseado na presença de anemia hemolítica e provas serológicas de anticorpos anti-eritrócitos, detectáveis através do teste directo de antiglobulina (DAT). Na AIHA quente, o DAT é tipicamente positivo com anti-IgG antisera (e anti- C3d em alguns casos). As formas frias são normalmente devidas a IgM, e o DAT é positivo para C3d, uma vez que os anticorpos IgM são frequentemente perdidos ou apenas presentes em pequenas quantidades nos glóbulos vermelhos a 37°C. É importante lembrar que o DAT pode produzir resultados falso-negativos devido aos autoanticorpos IgA (que não são detectáveis pela maioria dos reagentes de rotina), IgG de baixa afinidade, ou IgG ligado às hemácias abaixo do limiar do teste. Para as duas primeiras condições, a utilização de antissoros monoespecíficos contra IgA e soluções de baixa força iónica ou lavagens a frio pode superar a negatividade do DAT. Pequenas quantidades de IgG ligado a hemácias podem ser detectadas empregando técnicas mais sensíveis do que o tradicional tubo DAT, tais como microcoluna, fase sólida, ligada a enzimas, e citometria de fluxo. Finalmente, há casos raros de AIHA quente causada por auto-anticorpos 'quentes' IgM que podem requerer testes especiais (DAT duplo) para diagnóstico, e caracterizam-se por hemólise mais grave e mais fatalidades do que outros tipos de AIHA.

3. **Testes de Química:** A destruição dos glóbulos vermelhos é caracterizada pelo aumento da bilirrubina não conjugada, aumento da desidrogenase láctica, e diminuição dos níveis de haptoglobina. A desidrogenase láctica e a hemoglobina são libertadas na circulação quando os eritrócitos são destruídos. O complexo de hemoglobina-haptoglobina é rapidamente limpo pelo fígado, levando a níveis baixos ou indetectáveis de haptoglobina. As grandes quantidades de hemoglobina livre libertadas pelos eritrócitos lisados são prontamente ligadas pela haptoglobina, produzindo um complexo que é rapidamente limpo por fagócitos mononucleares. Como a haptoglobina sérica se esgota, a hemoglobina livre oxida a *metemoglobina,* que é de cor castanha. Estudos laboratoriais comummente utilizados para investigar a anemia hemolítica incluem testes sanguíneos para produtos de decomposição de glóbulos vermelhos, bilirrubina e desidrogenase láctica, um teste para a haptoglobina proteica de ligação à hemoglobina livre, e o teste directo de Coombs para avaliar a ligação de anticorpos aos glóbulos vermelhos sugerindo anemia hemolítica auto-imune.

4. **Testes urinários:** Em casos de hemólise intravascular grave, a capacidade de ligação da haptoglobina é rapidamente excedida, e a hemoglobina livre é filtrada pelos glomérulos. As células do túbulo renal podem absorver a hemoglobina e armazenar o ferro como hemossiderina; a hemossiderinúria é detectada por uma coloração azul da Prússia de células tubulares desmazeladas no sedimento urinário aproximadamente uma semana após o início da hemólise.4 A hemoglobinúria, que causa urina castanha-avermelhada, é indicada por uma reacção positiva de vareta de urina para heme na ausência de glóbulos vermelhos.

TRATAMENTO: [40,42, 43]

A terapia definitiva depende da causa:

O tratamento sintomático pode ser dado por transfusão de sangue, se houver anemia marcada. Um teste de Coombs positivo é uma contra-indicação relativa para transfundir o paciente. Na anemia hemolítica fria há vantagem em sangue aquecido transfundido. Na anemia hemolítica grave relacionada com a imunidade, a terapia com esteróides é por vezes necessária. Em casos resistentes aos esteróides, pode-se considerar rituximab ou a adição de um imunossupressor (azatioprina, ciclofosfamida) Associação de metilprednisolona e imunoglobulina intravenosa pode controlar a hemólise em casos graves agudos Por vezes, a esplenectomia pode ser útil quando predomina a hemólise extravascular, ou a esferocitose hereditária (ou seja, a maioria dos glóbulos vermelhos está a ser removida pelo baço.

Type	*Etiology*	*Associations*	*Diagnosis*	*Treatment*
Acquired*				
Immune-mediated	Antibodies to red blood cell surface antigens	Idiopathic, malignancy, drugs, autoimmune disorders, infections, transfusions	Spherocytes and positive DAT	Treatment of underlying disorder; removal of offending drug; steroids, splenectomy, IV gamma globulin, plasmapheresis, cytotoxic agents, or danazol (Danocrine); avoidance of cold
Microangiopathic	Mechanical disruption of red blood cell in circulation	TTP, HUS, DIC, pre-eclamosia, eclampsia, malignant hypertension, prosthetic valves	Schistocytes	Treatment of underlying disorder
Infection	Malaria, babesiosis, Clostridium infections		Cultures, thick and thin blood smears, serologies	Antibiotics
Hereditary†				
Enzymopathies	G6PD deficiency	Infections, drugs, ingestion of fava beans	Low G6PD activity measurement	Withdrawal of offending drug, treatment of infection
Membranopathies	Hereditary spherocytosis		Spherocytes, family history, negative DAT	Splenectomy in some moderate and most severe cases
Hemoglobinopathies	Thalassemia and sickle cell disease		Hemoglobin electrophoresis, genetic studies	Folate, transfusions

DAT = direct antiglobulin test; IV = intravenous; T TP = thrombotic thrombocytopenic purpura; HUS = hemolytic uremic syndrome; DIC =disseminated intravascular coagulation; G6PD = glucose-6-phosphate dehydrogenase.

Tratamento da AIHA quente: O tratamento tradicional da AIHA inclui corticosteróides, esplenectomia e drogas imunossupressoras convencionais. Nos últimos anos, algumas novas terapias tornaram-se disponíveis e tem havido algumas provas de sucesso. Estas terapias são principalmente utilizadas em pacientes que não são candidatos ou que não conseguem responder à esplenectomia, aqueles que recaem após a esplenectomia, e aqueles que não conseguem manter níveis estáveis de hemoglobina sem doses inaceitavelmente elevadas de corticosteróides.

Terapia da AIHA fria: A decisão de tratar a DAC deve ser reservada aos doentes com anemia sintomática, dependência transfusional, e/ou sintomas circulatórios incapacitantes. De facto, as formas assintomáticas não graves de DAC podem requerer apenas protecção contra a exposição a temperaturas frias e apoio transfusional ocasional no Inverno. Quanto à terapia de primeira linha, a resposta aos esteróides nunca foi apoiada por estudos sistemáticos e continua a ser controversa, sendo eficaz numa pequena fracção de casos (14-35%) e requerendo geralmente doses inaceitavelmente elevadas para manter a remissão. A esplenectomia é geralmente ineficaz devido ao facto de a eliminação de eritrócitos C3bopsonizados ocorrer principalmente no fígado, embora tenha ocasionalmente sido relatada como sendo eficaz em casos raros de CAD mediada por IgG. Finalmente, a eritropoietina, amplamente utilizada nos EUA mas não tão frequentemente na Europa Ocidental e do Norte, não tem qualquer prova de eficácia baseada em provas.

CAPÍTULO 7: ANEMIA MEGALOBLÁSTICA

INTRODUÇÃO:

A anemia megaloblástica (ou anemia megaloblástica) é uma anemia (de classificação microcítica) que resulta da inibição da síntese de ADN durante a produção de glóbulos vermelhos.[48] O tema comum entre as várias causas de anemia megaloblástica é uma deficiência da síntese de ADN que leva a hematopoiese ineficaz e a alterações morfológicas distintas, incluindo precursores eritróides anormalmente grandes e eritróides e eritrócitos.[17] Há mais de 50 anos, Victor Herbert descreveu pela primeira vez o conceito de que a síntese defeituosa de nucleoproteínas, atribuível a várias causas, resulta no desenvolvimento de anemia megaloblástica.[49] A anemia megaloblástica é caracterizada pela presença de uma medula hipercelular com células progenitoras hematopoiéticas grandes e anormais, com um padrão de cromatina nuclear rendilhado característico. Estas células progenitoras anormais, ou megaloblastos, foram descritas pela primeira vez por Paul Ehrlich em 1880. Leucopenia e trombocitopenia estão frequentemente presentes. Embora a medula seja hiper celular, muitas das células morrem dentro dela num processo chamado eritropoiese ineficaz.[50] Durante muito tempo, tem-se considerado que a anemia megaloblástica nos trópicos é mais provavelmente a consequência de deficiência de folato devido a desnutrição, gravidez múltipla, hemólise crónica e alcoolismo.[51] Jadhav *et al* foram creditados para relatar MA em seis crianças do Sul da Índia pela primeira vez na literatura mundial em 1962.[52]

ETIOLOGIA:

A megaloblastose resulta geralmente de uma deficiência de vitamina B12 (cobalamina) ou ácido fólico, ou uma deficiência no seu metabolismo; contudo, qualquer interferência na síntese de purinas, pirimidinas, ou proteínas pode resultar em megaloblastose.[53] O papel etiológico relativo de cada deficiência vitamínica está bem estabelecido nos países ocidentais, mas apenas poucos dados foram comunicados até agora dos países em desenvolvimento.[54] Desde que foi descrita pela primeira vez em 1849 por Thomas Addison, a anemia megaloblástica tem sido atribuída tanto a problemas congénitos (pouco comuns) como a problemas adquiridos (comuns).[55] Na Índia e noutros países em desenvolvimento, a maioria dos casos de MA é causada por deficiência nutricional de folato, B12 ou ambos.[52] A anemia megaloblástica tem um início bastante lento, especialmente quando comparada com a de outras anemias. O defeito na síntese do ADN dos eritrócitos deve-se mais frequentemente à hipovitaminose, especificamente a uma deficiência de vitamina B12 e/ou ácido fólico. A deficiência de vitamina B12 por si só não causará a síndrome na presença de folato suficiente, uma vez que o mecanismo é a perda da reciclagem do folato dependente de B12, seguida da perda da síntese do ácido nucleico por deficiência de folato (especificamente timina), levando a defeitos na síntese do ADN.[48] A anemia megaloblástica não devida a hipovitaminose pode ser causada por antimetabolitos que envenenam directamente a produção de ADN, tais como alguns agentes quimioterápicos ou antimicrobianos (por exemplo, azatioprina ou trimetoprim).[48] Qualquer droga que interfira com a concentração intracelular de ácido fólico, a sua conversão intracelular para os seus metabolitos apropriados, ou ambos podem levar à anemia megaloblástica.[53] As causas estão listadas no quadro 7.1 [17, 48];

Vitamin B12 Deficiency	Decreased Intake	Inadequate diet, vegetarianism
	Impaired Absorption	Intrinsic factor deficiency Pernicious anemia Gastrectomy Malabsorption states Diffuse intestinal disease (e.g., lymphoma, systemic sclerosis) Ileac resection, ileitis Competitive parasitic uptake Fish tapeworm infestation Bacterial overgrowth in blind loops and diverticula of bowel
Folic Acid Deficiency	Decreased Intake	Inadequate diet, alcoholism, infancy Impaired Absorption Malabsorption states Intrinsic intestinal disease Anticonvulsants, oral contraceptives Increased Loss Hem dialysis
	Increased Requirement	Pregnancy, infancy, disseminated cancer, markedly increased hematopoiesis
	Impaired Utilization	Folic acid antagonists
Unresponsive to Vitamin B12 or Folic Acid Therapy	Metabolic Inhibitors of DNA Synthesis and/or Folate Metabolism (e.g., Methotrexate)	
Toxins and Drugs:	Folic acid antagonists (methotrexate) Purine synthesis antagonists (6-mercaptopurine) Pyrimidine antagonists (cytarabine) Phenytoin Nitrous Oxide	
Erythroleukemia		
Inborn genetic mutations of the Methionine synthase gene		

Quadro 7.1

FISIOPATOLOGIA: [17]

A medula é geralmente marcadamente hipercelular como resultado do aumento de precursores hematopoiéticos, que frequentemente substituem completamente a medula gorda. As alterações megaloblásticas são detectadas em todas as fases de desenvolvimento eritróide. As células mais primitivas (promegaloblastos) são grandes, com um citoplasma profundamente basofílico, núcleos proeminentes, e um padrão distinto e fino de cromatina nuclear. À medida que estas células se diferenciam e começam a acumular hemoglobina, o núcleo retém a sua cromatina finamente distribuída e não desenvolve a cromatina piqunótica aglomerada típica dos normoblastos. Enquanto a maturação nuclear é retardada, a maturação citoplasmática e a acumulação de hemoglobina prosseguem a um ritmo normal, levando à assincronia entre nuclear e citoplasmática. Uma vez que a síntese de ADN é prejudicada em todas as células em proliferação, os precursores granulocíticos também apresentam dismaturação sob a forma de metamielócitos gigantes e formas de banda. Os megacariócitos, também podem ser anormalmente grandes e ter núcleos bizarros e multilobados. A hiperplasia da medula é uma resposta ao aumento dos níveis de factores de crescimento, tais como a eritropoietina. No entanto, o desarranjo na síntese do ADN faz com que a maioria dos precursores sofra de apoptose na medula (um exemplo de hematopoiese ineficaz) e leva à pancitopenia. A anemia é ainda exacerbada por um ligeiro grau de hemólise dos eritrócitos de etiologia incerta.

SINÓNIMOS:

- Anemia por deficiência de folato.
- Anemia por Deficiência de Ácido Fólico.
- Anemia por Deficiência de Vitamina B12.

CARACTERÍSTICAS CLÍNICAS: [52]

As características clínicas peculiares à MA incluem hiperpigmentação dos nós dos dedos e falanges terminais (observadas nas comunidades asiáticas), aumento do fígado e do baço (visto em até 30- 40% dos casos). Foram relatadas manifestações petequiais e outras manifestações hemorrágicas em até 25% dos casos. A presença de hemorragia com anemia grave torna-as clinicamente indistinguíveis da anemia aplástica. Os casos com MA podem imitar a leucemia aguda devido à presença de hepatoesplenomegalia. Os tremores têm sido descritos como uma entidade distinta em crianças do norte e centro da Índia - a síndrome dos tremores infantis. Casos semelhantes com tremores foram recentemente descritos a partir de outros países. Estes casos têm sobretudo anemia macrocítica e regressão do desenvolvimento, para além dos tremores. Os casos de MA que não se apresentam com tremores também apresentam retardação/ regressão do desenvolvimento em associação com anemia grave. Recentemente, foi descrito um grupo de bebés com microcefalia e atraso de desenvolvimento, mesmo antes da anemia se tornar clinicamente evidente. A ocorrência de movimentos anormais em associação com hipotonia, retardamento psicomotor, apatia e insucesso de desenvolvimento está também a ser relatada na literatura ocidental. Estes casos demonstraram ter atrofia cortical frontotemporoparietal difusa na RM do cérebro. A deficiência da função cognitiva e a persistência das consequências neurológicas, mesmo após o tratamento, são as principais áreas de preocupação.

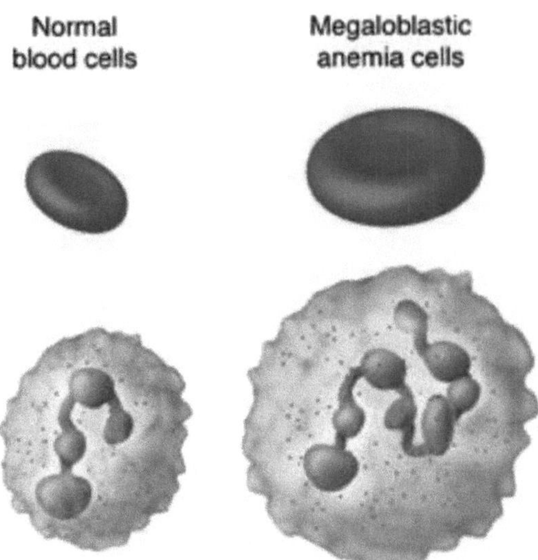

Fig 7.1: Diferença entre hemácias normais e Megaloblásticas e Neutrófilos.

MANIFESTAÇÕES ORAIS:

As alterações orais também podem ser observadas na ausência de anemia megaloblástica sintomática e podem ser os primeiros indicadores de deficiência de cobalamina. A apresentação mais característica é a da glossite de Hunter ou Moeller que se observa em 31% da deficiência de cobalamina. A língua é atrófica e lisa devido à perda de papilas e vermelha devido a lesões eritematosas dispersas ou dispersas tipicamente descritas como língua vermelha carnudo. Os doentes queixam-se de glossodinia e de parestesias linguísticas.[57] O resultado de um estudo, realizado no Japão, indicou que a causa mais comum de anemia megaloblástica é a anemia perniciosa (61%), seguida de deficiência de vitamina B12 devido a gastrectomia (34%), deficiência de vitamina B12 devido a outras causas (2%), e deficiência de folato (2%).[58] A presença de sinais e sintomas orais, incluindo glossite, quilite angular, úlcera oral recorrente, candidíase oral, mucosite eritematosa difusa e mucosa oral pálida oferecem ao dentista uma oportunidade de participar no diagnóstico desta condição.[59]

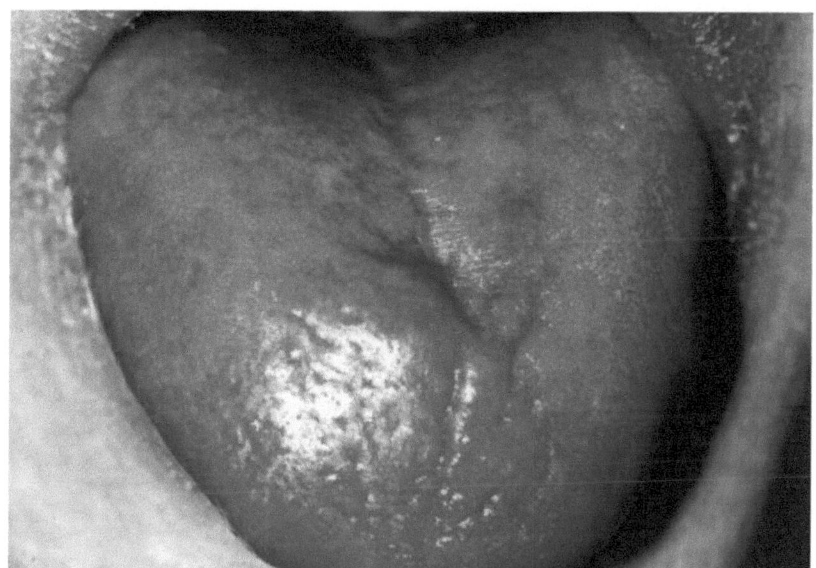

Fig 7.2: Glossite atrófica.

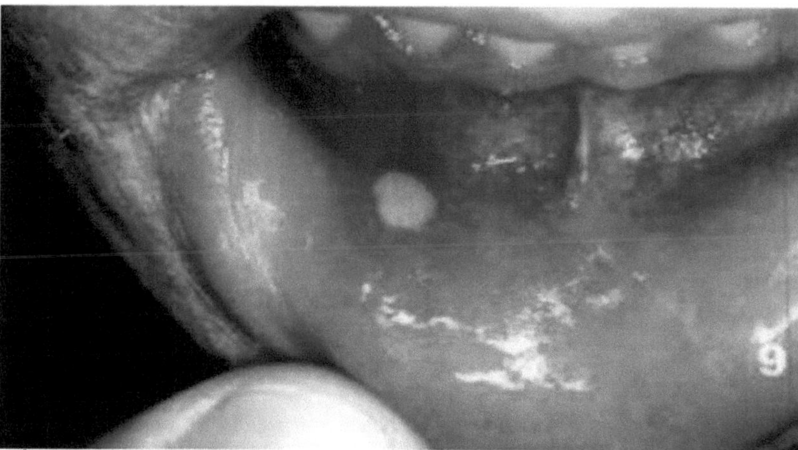

Fig 7.3: Úlceras Aphthous recorrentes.

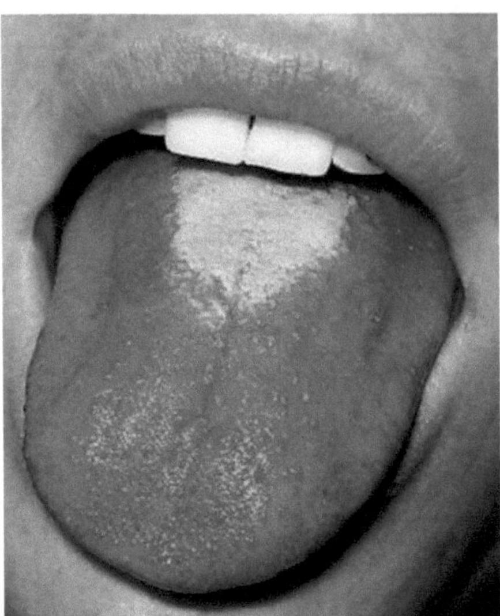

Fig 7.4: Candidíase oral.

TRABALHO DE LABORATÓRIO:

- HEMATOLOGIA:

As investigações laboratoriais revelam anemia macrocítica. Além disso, a neutropenia é observada em 1749% de casos em várias séries. Do mesmo modo, a contagem de plaquetas é reduzida - observada em 44-80 % dos casos. Assim, não é surpreendente que os casos com MA se manifestem com pancitopenia e imitem anemia aplástica. Da Índia, em várias séries de doentes que apresentam pancitopenia, verificou-se que a MA é a causa mais comum em comparação com a anemia aplástica e a leucemia aguda.[52] O MCV é aumentado para mais de 100 fL. O MCHC permanece, no entanto, normal, uma vez que o aumento do conteúdo em Hb das células é proporcional ao aumento do tamanho celular.[56]

- ESFREGAÇO DE SANGUE PERIFÉRICO:

O esfregaço de sangue periférico revela anemia macrocítica e pancitopenia, e os neutrófilos hiper segmentados podem estar presentes em casos graves. Alterações megaloblásticas em eritroblastos e metamielócitos gigantes são observadas na medula óssea, resultantes de diferenciação nuclear prejudicada.[59] Howell-Jolly corpúsculos ou hemácias mostrando fragmentos residuais do núcleo são comumente vistos.[56]

ANÁLISE BIOQUÍMICA: A análise bioquímica do sangue mostra um aumento dos níveis de bilirrubina indirecta e desidrogenase láctica (LDH), e uma diminuição do nível de haptoglobina.[59]

- SÉRUM:

Uma medição do ácido metilmalónico (metilmalonato) pode fornecer um método indirecto para diferenciar parcialmente as deficiências de vitamina B12 e folato. O nível de ácido metilmalónico não é elevado na deficiência de ácido fólico. A medição directa da cobalamina no sangue continua a ser o padrão de ouro, porque o teste para a deficiência elevada de ácido metilmalónico não é suficientemente específico.[48] Quando os níveis de cobalamina no soro são avaliados, os níveis de folato devem ser doseados ao mesmo tempo para explorar a possibilidade de a deficiência primária poder ser de folato em vez de cobalamina.1 Contudo, os níveis de folato sérico tendem a aumentar nos doentes com deficiência de cobalamina, presumivelmente devido à deficiência da via de síntese da metionina e à acumulação de metiltetrahidrofolato, a principal forma de folato no soro. Por outro lado, os níveis baixos de folato nas hemácias são observados em doentes com deficiência de cobalamina.[58]

- MARROTA ÓSSEA:

A aspiração da medula óssea nem sempre é necessária para diagnosticar a anemia megablástica, mas ajuda a excluir a mielodisplasia como causa. A medula óssea, quando examinada, é hipercelular com aumento de precursores, substituindo frequentemente a medula gorda.[56]

- DIVERSOS: Testes para ácido metilmalónico sérico/plasma e homocisteína total plasmática, que são ambos substratos da cobalamina, e holotranscobalamina II sérica, uma proteína metabolicamente activa que transporta a cobalamina para receptores de membrana celular. Um aumento dos níveis destes metabolitos precede geralmente o desenvolvimento de anomalias hematológicas e, portanto, pode sinalizar esta perturbação na ausência de anomalias hematológicas.[58]

TRATAMENTO:

Como qualquer outro estado de deficiência, é necessária uma terapia de substituição. A anemia e outras citopénias respondem à administração de doses muito pequenas de fármacos. No entanto, uma vez que o folato está disponível em comprimidos de 5 mg e a sua dose excessiva não está associada a efeitos adversos; foi utilizada uma dose diária de 5 mg.[52] O ácido fólico está contido em vegetais verdes e produtos de origem animal, como o fígado. A dose diária recomendada de ácido fólico para adultos é de 240 pg, e é necessária uma ingestão de cerca de 400 pg por dia para mulheres grávidas ou lactantes.[59] A deficiência de vitamina B12 é tratada com administração parentérica de vitamina B12, e os níveis hematológicos voltam geralmente ao normal no prazo de um mês. Para pacientes com uma diminuição permanente da capacidade de absorção da vitamina B12 na dieta, tal como associada a anemia perniciosa ou gastrectomia total, é necessário um tratamento vitalício.[60] O tratamento Parenteral habitual envolve a administração intramuscular de 1000 mcg de cianocobalamina por dia durante 1 semana, seguida de 1000 mcg por semana e depois de 1000 mcg por semana durante um mês, geralmente para o resto da vida do paciente.[56] A duração do tratamento não é tão normalizada como em caso de anemia por deficiência de ferro. O tratamento de seis a oito semanas é geralmente descrito como suficiente. Diminuição do MCV, reticulocitose, e melhoria na contagem de plaquetas e neutrófilos são observados em poucos dias. No seguimento, alguns casos desenvolveram trombocitose que resultou em AVC num doente.44 Assim, é necessária uma monitorização cuidadosa das contagens de sangue durante o tratamento.[61]

CAPÍTULO 8: ANEMIA PERNICIOSA

INTRODUÇÃO:

A anemia por deficiência de vitamina B12, da qual a anemia perniciosa é um tipo, é uma doença em que não existem glóbulos vermelhos suficientes devido à falta de vitamina B12.[62] Embora a anemia perniciosa se refira tecnicamente a casos resultantes de um factor intrínseco insuficiente, é frequentemente utilizada para descrever todos os casos de anemia devido à insuficiência de vitamina B12.[63] A anemia perniciosa (PA) foi descrita pela primeira vez (embora não com esse nome) em 1855 pelo médico inglês Thomas Addison. Ele chamou-lhe uma "anemia idiopática" invariavelmente fatal. O "idiopático" era uma admissão franca de que a causa desta doença era totalmente desconhecida. O nome "anemia perniciosa" foi cunhado em 1872 pelo médico alemão Anton Biermer, cuja descrição da doença era superior à de Addison. Os estudos de George H. Whipple sobre os efeitos da alimentação do fígado em anemia, seguidos pelos de George R. Minot e Wm. P. Murphy sobre os efeitos da alimentação do fígado especificamente em anemia perniciosa (PA), levaram à cura da PA e ao seu recebimento do Prémio Nobel em 1934.[64] O termo "pernicioso" significa "mortal", e era usado como antes da disponibilidade de tratamento a doença era frequentemente fatal.[62] A anemia perniciosa é outro exemplo de uma doença em que um tratamento eficaz veio antes de uma compreensão dos mecanismos patogénicos subjacentes.[65] A definição de pernicioso significa "altamente prejudicial, destrutivo ou mortal, que descreve com precisão o tipo de anemia que Thomas Addison, um médico inglês, descreveu pela primeira vez em 1855. Mas foi Anton Biermer, um médico alemão que cunhou o nome de "anemia perniciosa" entre 1868 e 1872, depois de notar o curso progressivo destrutivo que tomou.[66]

SINÓNIMOS:[62, 67]

- Anemia perniciosa,
- Anemia de Laderer,
- Anemia de Hunter-Addison,
- Biermer- Erhlrich anemia,
- Anemia de Biermer,
- Anemia de Addison,
- Anemia Addison-Biermer

ETIOLOGIA:

> Ausência de factor intrínseco ,
> Gastrite crónica,
> Presença de auto-anticorpos,
> Infecção por H.pylori,
> Síndrome de Zollinger-Ellison,
> Após a remoção gástrica (gastrectomia) ou cirurgia de bypass gástrico.

FISIOPATOLOGIA: [68]

Na anemia perniciosa, a vitamina B12 não está disponível devido à falta de um factor intrínseco, uma substância responsável pela absorção intestinal da vitamina. Numa pessoa saudável, o factor intrínseco é produzido pelas células parietais do estômago, as células que também secretam o ácido clorídrico. O factor intrínseco forma um complexo com vitamina B12 dietética no estômago. O complexo permanece intacto, impedindo a degradação da vitamina por sucos intestinais, até chegar ao íleo do intestino delgado, onde a vitamina é libertada e absorvida pelo organismo. Quando o factor intrínseco é impedido de se ligar à vitamina B12 ou quando as células parietais são incapazes de produzir o factor intrínseco, a vitamina não é absorvida e resulta numa anemia perniciosa. Pensa-se que este efeito deriva de uma reacção auto-imune em que o mau funcionamento do sistema imunitário produz anticorpos contra o factor intrínseco e contra as células parietais. Sem uma quantidade adequada de vitamina B12, o corpo é incapaz de sintetizar correctamente o ADN. Isto, por sua vez, afecta a produção de glóbulos vermelhos: as células dividem-se, mas os seus núcleos permanecem imaturos. Estas células, chamadas megaloblastos, são na sua maioria destruídas na medula óssea e não são libertadas para a circulação. Alguns megaloblastos amadurecem para se tornarem grandes glóbulos vermelhos chamados macrocitos; atingem a circulação mas funcionam de forma anormal. Pode ocorrer uma deficiência de glóbulos brancos (leucopenia) e plaquetas (trombocitopenia) no sangue.

CARACTERÍSTICAS CLÍNICAS:

Esta lista de sintomas foi recolhida a partir de postagens no fórum da Sociedade Perniciosa de Anemia entre Novembro de 2007 e Agosto de 2009.

A. SINTOMAS FÍSICOS MAIS COMUNS:

1. Cansaço, Letargia, Exaustão, Fadiga, Fadiga e Desgaste: Os que sofrem lidam frequentemente com o trabalho diário e as tarefas domésticas, mas a maioria luta para o fazer. Não há uma palavra em inglês que descreva com precisão a sensação de que as pessoas com Anemia Perniciosa experimentam em relação ao seu cansaço. Talvez a melhor descrição utilizada por um doente seja "aquele estranho cansaço".
2. Despertar Cansado: Isto é muito comum entre os que sofrem. Apesar de dormir muito durante as habituais 8 horas, o paciente ainda está cansado ao acordar. Um grande número de pacientes relata necessitar de pelo menos 10 horas de sono, sendo 12 horas a norma.
3. Falta de Respiração - Os Suspiros: Este é um dos sintomas mais mal-entendidos. Há alguns doentes que começam a respirar muito quando realizam qualquer actividade física, como subir escadas, limpeza geral da casa, elevação e caminhada rápida, mas só muito raramente há arfar. No entanto, é a necessidade de respirar profundamente quando não se realiza qualquer actividade que causa maior preocupação. Os que sofrem referem-se frequentemente a esta necessidade de tomar 'grumos' de ar como 'Os Suspiros'.
4. Unhas Brittle, Facilmente Danificadas: Os pregos em ambas as mãos e pés tornam-se quebradiços e quebram-se ou partem-se muito facilmente.
5. Diarreia Súbita não contabilizável: Mais uma vez, isto é frequentemente vivido mas não frequentemente falado. Isto é muitas vezes precedido por um feitiço de obstipação.
6. Língua Inchada - Glossite: Este é frequentemente citado como sendo um dos sintomas mais comuns da anemia perniciosa. No entanto, apenas uma pequena percentagem de doentes com anemia perniciosa sofreu de uma língua vermelha inchada, lisa e 'carnudo'. Talvez o número seja tão baixo quanto 10%. Aqueles que têm uma língua inchada queixam-se frequentemente de que a sua língua sangra e se torna tenra.
7. Sentir-se inchado ou cheio: Isto é frequentemente acompanhado por um inchaço físico do estômago. O paciente vai sentir-se 'cheio'.
8. Amarelo Pálido - Pele Tingida: Mais uma vez, isto não é tão comum como se pensava anteriormente e está relacionado com uma função hepática anormal.
9. Pinos e agulhas: Este pode ser o primeiro sinal de dano para os nervos periféricos.

Os pinos e agulhas podem ser experimentados em qualquer parte do corpo, mas afecta principalmente as pontas dos dedos e dos pés. Estranhamente, em alguns casos, os pinos e agulhas desaparecem poucas horas após a primeira injecção de hidroxocobalamina administrada.

10. Meia e Luva: Isto refere-se a uma sensação de entorpecimento nos dedos e pés do paciente - é como se estivesse a usar meias e luvas. Mais uma vez, isto pode ser visto como um dano nos nervos periféricos, mas os pacientes relatam frequentemente que esta sensação desaparece quando o tratamento é iniciado.

B. SINTOMAS FÍSICOS MENOS COMUNS:

1. Andamento inusitado.
2. Instabilidade: os solavancos nos ombros.
3. Pés/pernas queimados - Síndrome de Grierson-Gopalan.

C. SINTOMAS MENTAIS MAIS COMUNS:

1. Os Névoas': Esta é, de longe, a queixa mais comum dos doentes de AA. Os doentes têm dificuldade em definir exactamente o que experimentam num 'nevoeiro', mas existe um sentimento geral de falta de concentração e de falta de clareza em tudo o que experimentam.
2. Pés/pernas queimados - Síndrome de Grierson-Gopalan: Isto ocorre principalmente na meia-idade e é geralmente pior à noite. Está directamente ligada à deficiência de B12 e normalmente desaparece quando o tratamento é iniciado. É conhecida pelos médicos como síndrome de Grierson-Gopalan.
3. Irritabilidade / Impaciência e Mudanças de Humor..: Esta é outra condição muito comum entre os que sofrem de Anemia Perniciosa e tem provavelmente o maior impacto nas relações pessoais

D. SINTOMAS MENTAIS MENOS COMUNS:

1. Depressão
2. Incapacidade de lidar no trabalho
3. Pica

MANIFESTAÇÕES ORAIS:

Uma vasta gama de sinais e sintomas orais pode aparecer em doentes anémicos como resultado de alterações básicas no metabolismo das células epiteliais orais. Estas alterações dão origem a anormalidades na estrutura celular e no padrão de queratinização do epitélio oral, levando a uma língua "carnudo" vermelha e inflamada com lesões maculares eritematosas na superfície dorsal e da borda, devido à atrofia epitelial marcada e à espessura reduzida da camada epitelial. No caso descrito acima, por exemplo, as máculas eritematosas ocorreram na superfície da mucosa da bochecha e da língua do doente. Além disso, a dor da língua e a ulceração generalizada, bem como a sensibilidade gustativa reduzida, a boca dorida generalizada ou a boca ardente são geralmente relatadas na literatura e também estavam presentes no caso actual.[69, 70] Atrofia gradual das papilas da língua que se manifesta numa língua lisa ou calva que é frequentemente referida como glossite de Hunter ou glossite de Moeller e é semelhante à "língua calva de Sandwith" vista na pelagra.[67] Millard e Gobetti sublinharam que uma estomatite persistente ou recorrente não específica de origem local inexplicável pode ser uma manifestação clínica precoce de anemia perniciosa.[67]

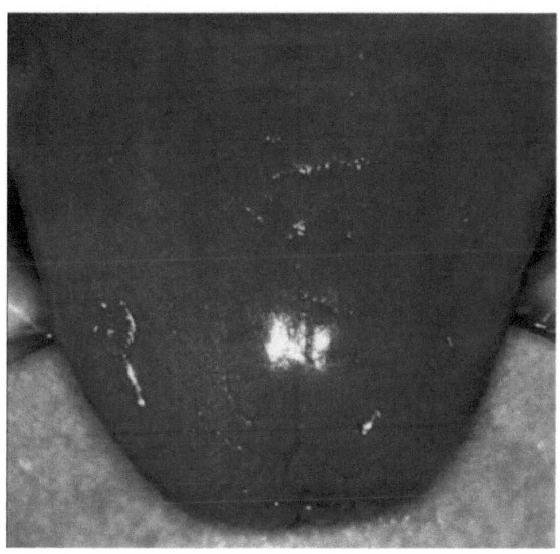

Fig 8.1: Beefy Red tongue na anemia perniciosa.

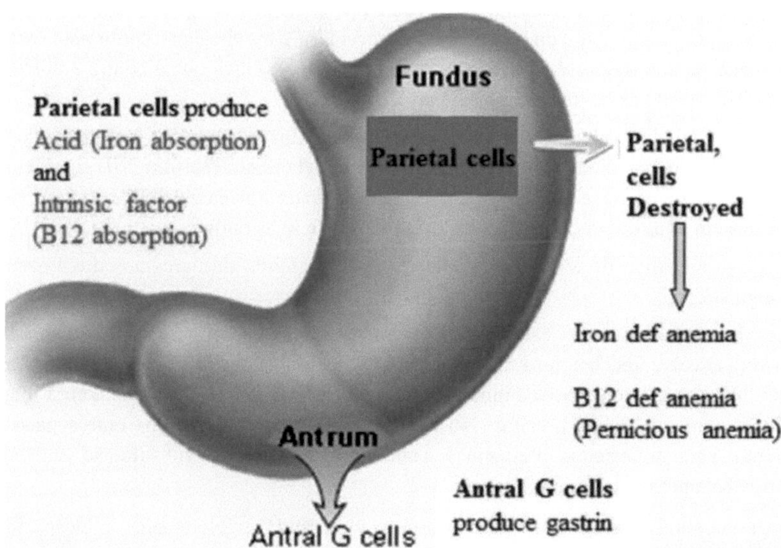

Fig 8.2: Fisiopatologia da anemia perniciosa. [Cortesia: Artigo de B H Toh publicado em Immunologic research].

LAB WORKUP: 71, 7[2] , [73]

> Anticorpos de factores intrínsecos:

- Muito específico e virtualmente diagnóstico de anemia perniciosa mas a sensibilidade é baixa (aproximadamente 60%)
- A ausência não exclui o diagnóstico de anemia perniciosa

> Anticorpos de células parietais:

- Alta sensibilidade (85-90%), o que significa que a maioria dos doentes com anemia perniciosa terá anticorpos parietais positivos, mas baixa especificidade, produzindo um maior número de falsos positivos.
- A incidência destes anticorpos em indivíduos saudáveis aumenta de 2,5% dos que têm vinte anos, para 10% dos que têm setenta. O teste pode ser positivo em 20-30% dos familiares de primeiro grau de doentes com anemia perniciosa, bem como em doentes com outras doenças auto-imunes endócrinas.

> Teste de Schilling:

- Raramente utilizado e difícil de executar (envolve vitamina B12 rotulada por rádio)
- Foi suplantado por testes de anticorpos

TRATAMENTO: [62, 73]

> Comprimidos de cianocobalamina: Estes estão disponíveis mediante receita médica no Reino Unido e em muitas lojas de produtos alimentares saudáveis. São utilizadas para tratar pacientes que têm fobia extrema a agulhas e contêm cianeto. São comprimidos extremamente fortes e, embora a maior parte da B12 não seja absorvida, alguns chegam a entrar numa secção do estômago onde é absorvida. A sociedade adoptou uma política que é contra a utilização destas pastilhas em vez de injecções.

> Pastilhas sublinguais de metilcobalamina. A metilcobalamina é uma forma 'mais pura' de B12 do que a hidroxocobalamina. Colocar a pastilha debaixo da língua (sub-lingual) significa que a B12 passa para a corrente sanguínea através da membrana situada debaixo da língua. Estão disponíveis em lojas de produtos alimentares saudáveis e lojas online.

> Spray Sub-Linguístico de Metilcobalamina. Estes têm efeitos similares aos dos Lozengos Sub-Linguísticos.

> Infusões de metilcobalamina. Estas estão disponíveis no Sector Privado no Reino Unido. O tratamento envolve receber uma infusão de B12 directamente na corrente sanguínea. O paciente utiliza então metilcobalamina para se auto-injectar debaixo da pele com a mesma frequência com que pensa precisar. No Reino Unido e na maioria dos outros países, o tratamento para a Anemia Perniciosa envolve a terapia de substituição utilizando Hidroxocobalamina, que é uma forma de B12.

> Uma pessoa com PA bem tratada pode levar uma vida saudável. No entanto, a incapacidade de diagnosticar e tratar a tempo pode resultar em danos neurológicos permanentes, fadiga excessiva, depressão, perda de memória, e outras complicações.

> Foi observada uma associação entre a anemia perniciosa e certos tipos de cancro gástrico, mas não foi estabelecida uma relação causal.[74]

Interpreting results

	Intrinsic factor antibody (IFA) Negative	Intrinsic factor antibody (IFA) Postive
Parietal cell antibody (PCA) Negative	Pernicious anaemia unlikely	Immunological evidence of pernicious anaemia
Parietal cell antibody (PCA) Positive	• Not diagnostic • PCA positive in 85–90% of patients with pernicious anaemia • Negative IFA does not exclude pernicious anaemia (only present in 50% or less)	Immunological evidence of pernicious anaemia

CAPÍTULO 9: ANEMIA APLÁSTICA

INTRODUÇÃO:

AA é uma doença rara com uma incidência estimada de cerca de 1-2 casos por milhão por ano, ou seja, cerca de três vezes mais elevada na Ásia Oriental.[75] Paul Ehrlich, que ganhou o Prémio Nobel em 1908, foi o primeiro a descrever a entidade que conhecemos hoje como Anemia Aplástica. Ele descreveu o primeiro caso em 1888, numa jovem mulher que morreu de uma doença abrupta com anemia grave, hemorragia, hiperpirexia, e uma medula óssea hipo celular.[76] AA é definido como pancitopenia associada a uma medula óssea hipo celular persistente na ausência de grandes sinais displásicos e fibrose da medula óssea. O envolvimento de pelo menos duas linhagens em células do sangue periférico é necessário para confirmar o diagnóstico. Os valores têm de ser inferiores a <10 gr/dl para a hemoglobina, inferiores a 1,5 x 109/L para os neutrófilos e superiores a 50 x 109/L para as plaquetas.[77] A anemia aplástica (AA) é uma doença hematológica rara e um exemplo distinto de síndromes de falência da medula óssea. AA é caracterizada pela diminuição ou ausência de precursores hematopoiéticos na medula óssea, mais frequentemente devido à lesão da célula estaminal pluripotente. A designação "anemia aplástica" é um nome errado, porque a doença é caracterizada por pancitopenia e não por anemia. No entanto; só em 1904 é que Anatole Chauffard chamou a esta desordem anemia aplástica.[78]

Non severe AA	Decreased bone marrow cellularity and peripheral blood cytopenia, not fulfilling criteria for SAA
Severe AA	Bone marrow cellularity <25 % At least 2 of: -neutrophil count <0.5 × 10^9/l -platelet count <20 × 10^9/l -reticulocyte count <20 × 10^9/l
Very severe AA	Fulfilling criteria of SAA plus neutrophil count <0.2 × 10^9/l

Table 2 Differential diagnosis of inherited marrow failure

Fanconi anemia	-DEB test or mitomycin-induced-chromosomal breakages	Mandatory Appropriate
Diskeratosis congenita	-Blood leukocyte telomere length measurement – -*DKC1, TERC, TERT, TINF2, NOP10, NHP2, TCAB1, RTEL1*	If clinical suspicion or reduced Telomere lenght
Shwachman-diamond syndrome	Pancreatic function	If clinical suspicion
Blackfan-diamond anemia	*SBDS gene*	If clinical suspicion
Congenital Amegakariocytyc Trombocytopenia	*c-Mpl*	To be considered in younger children
Pearson syndrome	Mitochondrial DNA analysis	If clinical suspicion

Quadro 9.1: Classificação da anemia aplástica.[77]

PATHOGENESIS:

A causa exacta da falha hematopoiética na anemia aplástica no paciente individual permanece obscura e continuamos com o dilema de saber se é um problema com a semente (a célula estaminal hematopoiética) ou com o solo (o microambiente). As drogas e a exposição a agentes químicos estão implicadas e existe uma longa lista de agentes capazes de danificar a medula óssea.[79]

A. Anemia Aplástica Adquirida: [80]

Acredita-se agora que a patogénese do AA adquirido seja imune mediada, com destruição activa de células estaminais hematopoiéticas (HSC) por linfócitos, com células T citotóxicas de tipo 1 activadas implicadas. Recentemente, foi identificada uma relação causal entre as células estaminais hematopoiéticas (HSC) e o microambiente, ou seja, uma expansão anormal das células T supressoras pode causar depleção e possivelmente também anomalias clonais das HSC. A resposta imunitária aberrante e as deficiências nas células hematopoiéticas podem ser desencadeadas pela exposição ambiental, tais como a produtos químicos e medicamentos ou infecções virais e talvez antígenos endógenos gerados por células geneticamente alteradas da medula óssea. Certas especificidades de locus de histocompatibilidade, especialmente HLA DR2, estão associadas a uma predisposição subjacente à anemia aplástica adquirida. AA pode seguir infecções virais específicas, como na hepatite pós-seronegativa.

B. Anemia aplástica herdada: [80]

a) Anemia de Fanconi: A anemia aplástica congénita é rara, sendo o tipo mais comum a anemia de Fanconi que leva à falência da medula óssea. É principalmente um distúrbio autossómico recessivo. Até à data foram descobertos 16 genes semelhantes a FA ou FA. Estes genes são responsáveis por mais de 95% de todos os pacientes com FA conhecidos.

b) Disqueratose congénita : A disqueratose congénita (DC), uma doença hereditária ligada ao X que surge como consequência de telómeros curtos e mutações na biologia dos telómeros é caracterizada por uma tríade clássica de unhas displásicas, pigmentação reticular rendilhada da parte superior do peito e/ou pescoço, e leucoplasia oral. A produção da disquerina proteica alterada, leva a pele, unhas e dentes vulneráveis que levam a uma maior permeabilidade dos agentes nocivos que podem induzir a carcinogénese, sendo responsáveis pela tríade clássica de pigmentação da pele, distrofia das unhas e leucoplasia oral.

c) Outras causas de anemia aplástica hereditária: A síndrome de Shwachman-Diamond é também uma doença congénita rara causada por cópias anormais de um gene chamado SDS. Aqui, o principal problema é a fraca produção de glóbulos brancos, embora as outras linhas celulares também possam ser anormais.

CARACTERÍSTICAS CLÍNICAS:

Os pacientes com AA estão normalmente bem, antes do diagnóstico. Ocasionalmente, AA vem ao médico devido à fadiga e outros sintomas associados à anemia progressiva. As apresentações mais comuns incluem infecções recorrentes devido a neutropenia profunda ou hemorragia das mucosas devido a trombocitopenia. As infecções são tipicamente bacterianas. A infecção fúngica invasiva é uma causa comum de morte; especialmente em indivíduos com neutropenia prolongada e grave. O aumento do fluxo menstrual é também uma queixa comum em mulheres na pré-menopausa.[78]

Os sinais e sintomas clínicos incluem: 1) fraqueza grave e dispneia mesmo após ligeiro esforço físico, 2) palidez da pele, 3) dormência e formigamento das extremidades, 4) diminuição da resistência à infecção, e 5) petéquias da pele e membranas mucosas; estas manifestações clínicas são causadas pela incapacidade do sistema hematopoiético de administrar suficientes glóbulos vermelhos, glóbulos brancos e plaquetas à circulação periférica. O quadro clínico específico varia de acordo com a linha celular predominantemente afectada.[81]

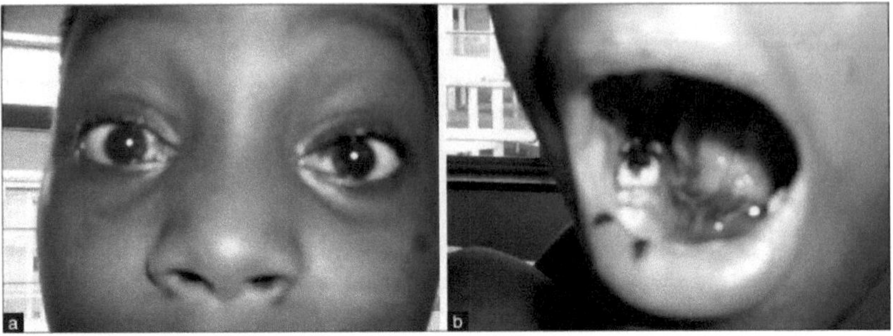

Fig 9.1: Equimose subconjuctival e hematoma sublingual. [Cortesia: Artigo de Adeyemo et al. Manifestações orofaciais de doenças hematológicas. IJDR.; 22(3): 454461]

MANIFESTAÇÕES ORAIS: [82]

A gengivite e a periodontite são as manifestações orais mais citadas em indivíduos com FA. Hemorragia gengival e hiperemia são descobertas notáveis em doentes com FA. A má higiene oral é acrescentada à condição sistémica que a torna um agente agravante da gengivite e da periodontite nestes indivíduos. Outra alteração hematológica comum em indivíduos com FA é a anemia crónica, cujas principais características clínicas orais são a palidez da mucosa e gengiva. Há poucos relatos na literatura, sobre a prevalência de cáries nesta população. Tekcicek et al. Caries está associado à acumulação de biofilme e higiene oral precária. Em estudos radiográficos, têm sido observadas diversas anomalias dentárias nesta população. No que diz respeito ao número, a agenesia e os dentes supranumerários são as anomalias mais comuns. O dente com a maior prevalência de agenesia é o incisivo central maxilar. No que diz respeito à posição, a rotação dos dentes permanentes e a transposição dentária são as anomalias mais relatadas. Raízes curvas, cónicas com dilacerações apicais, pérola de esmalte, taurodontia, microdontia e hipoplasia do esmalte são as alterações de forma, dimensão e estrutura dentária descritas nestes pacientes. A redução do fluxo salivar (hipo salivação) é uma importante manifestação oral em indivíduos com FA. As úlceras afetas recorrentes são as lesões mais comuns nos tecidos moles em indivíduos com FA. Outra justificação encontrada é a deficiência de leucócitos, reduzindo a imunidade destes indivíduos, levando a uma maior facilidade para o desenvolvimento destas lesões ulceradas.

Lesões traumáticas não ulceradas e petéquias são comuns nestes indivíduos, e estão normalmente relacionadas com baixas contagens de plaquetas. Há muitas alterações na língua dos indivíduos com FA. As mais frequentemente descritas são: atrofia papilar, língua saburrosa, macroglossia e pigmentação melânica, que se podem estender até ao chão da boca e gengiva. Além disso, as lesões e condições com potencial para se tornarem malignas, tais como leucoplasia, eritroplasia, líquen plano e o próprio carcinoma escamoso das células devem ser consideradas alterações importantes. O carcinoma de células escamosas ocorre com maior frequência na região da cabeça e pescoço, particularmente após o transplante de medula óssea.

TRABALHO DE LABORATÓRIO:[80]

1. Hemograma completo, contagem de reticulócitos, esfregaço periférico:

   O hemograma completo (CBC) mostra tipicamente pancitopenia embora normalmente a contagem de linfócitos seja preservada. Na maioria dos casos o nível de hemoglobina, neutrófilos e plaquetas estão todos uniformemente deprimidos, mas nas fases iniciais podem ocorrer citopenias isoladas, particularmente trombocitopenia. Para um diagnóstico de AA, deve haver pelo menos dois dos seguintes:

- Nível de hemoglobina < 100 g/L
- Contagem de plaquetas < 50 x 109/L- Contagem de neutrófilos < 1,5 x 109/L

2. Aspirados de medula óssea e exame de biopsia de trefina: Tanto um aspirado de medula óssea como uma biópsia de trefina são necessários. A trefina é crucial para avaliar a celularidade global, para avaliar a morfologia das células hemopoiéticas residuais e para excluir um infiltrado anormal.
3. Testes de função hepática e estudos virais: Os testes de função hepática devem ser realizados para detectar hepatite anterior. O sangue deve ser testado para anticorpos da hepatite A, antigénio superficial da hepatite B, anticorpo da hepatite C, vírus Epstein-Barr (EBV) e Citomegalovírus (CMV). O parvovírus provoca aplasia dos glóbulos vermelhos mas não anemia aplástica. O vírus da imunodeficiência humana (HIV) não é uma causa reconhecida de anemia aplástica, mas pode causar citopenias isoladas.
4. Testes para detectar um clone PNH: A hemoglobinúria paroxística nocturna deve ser excluída através da realização de citometria de fluxo. As provas de hemólise associadas à PNH devem ser quantificadas com a contagem de reticulócitos, bilirrubina sérica, transaminases séricas e desidrogenase láctica (LDH).
5. Ecrã para doenças hereditárias: Os linfócitos do sangue periférico devem ser testados para detecção de anemia espontânea e diepoxibutano (DEB) ou mitomicina C (MMC) induzida por quebra cromossómica (citogenética de stress) para identificar ou excluir a anemia por Fanconi. A disqueratose congénita pode ser excluída pela identificação de uma mutação conhecida, mas existem provavelmente muitas mutações ainda por identificar. Juntamente com a medição de comprimentos telómeros, isto não está actualmente disponível como um serviço clínico de rotina.
6. Investigações radiológicas: Uma radiografia de tórax é útil na apresentação para excluir infecções e para comparação com filmes subsequentes. Ultra-sons abdominais: os achados de um baço aumentado e/ou gânglios linfáticos aumentados aumentam a possibilidade de um distúrbio hematológico maligno como causa da pancitopenia. Em doentes mais jovens, os rins anormais ou anatomicamente deslocados são características da anemia de Fanconi.

TRATAMENTO: [77,78]

Medidas Imediatas

O objectivo imediato é eliminar os sintomas de anemia e trombocitopenia.

A. Transfusão de PRBC - não existe um corte específico de hemoglobina e hematócrito. Aconselha-se a transfusão apenas se o doente for sintomático de anemia, de preferência usar sangue reduzido e irradiado por leucócitos. O uso excessivo de produtos sanguíneos deve ser evitado.

B. Transfusão de plaquetas se a contagem de plaquetas for inferior a 10.000/ pl, ou evidência de hemorragia.

C. Devem ser instituídos antibióticos parentéricos de largo espectro.

Terapia Imunossupressora

Imunoglobulina G (IgG) contra linfócitos T reactivos ao antigénio humano (derivados de equino) causa ou eliminação de linfócitos T no sangue periférico ou alteração na função dos linfócitos T. Na anemia aplástica, estas IgG podem induzir uma resposta hematológica completa ou parcial. Tem meia-vida de 1,5-12 dias; só deve ser prescrita por médicos experientes em terapia imunossupressora e os doentes só devem receber o medicamento em instalações equipadas e equipadas com recursos laboratoriais e médicos de apoio adequados. Um regime mais intensivo incluindo ATG e ciclosporina parece fornecer resultados superiores em comparação com o tratamento apenas com ATG em pacientes com AA grave [30]. A administração de CsA [ciclosporina A] é iniciada no Dia 1. A dose inicial é de 10 mg/kg por dia (15 mg/kg/dia em crianças). Adição de agentes como GCSF, danazol, micofenolato mofetil, sirolimus e eritropoeteína foram estudados em estudos prospectivos aleatórios sem qualquer diferença relatada em resposta, recidiva, evolução clonal ou sobrevivência.

Outros agentes

Ciclofosfamida de alta dose modificada ciclofosfamida de alta dose mais ciclosporina, anticorpo anti-IL- 2 receptores, daclizumab IV de duas em duas semanas para um total de cinco doses, trióxido de arsénico mais ciclosporina. A definição simples de resposta hematológica já não se limita ao cumprimento dos critérios do hemograma para SAA, o que está estreitamente correlacionado com a independência da transfusão e a sobrevivência a longo prazo. A maioria (90%) das respostas hematológicas ocorre no prazo de 3 meses após o ATG.

Transplante de células estaminais hematopoiéticas (HSCT)

O transplante alogénico de células hematopoiéticas (HCT) é curativo, mas é limitado pela disponibilidade de um irmão compatível com o HLA. A medula óssea é a fonte preferida de células estaminais em AA, e não de sangue periférico, ao contrário das neoplasias hematológicas. Não relacionado - o transplante de dadores deve ser reservado a pacientes para os quais um curso inicial de IST falhou, especialmente em crianças e jovens adultos.

Doador irmão compatível (MSD) HSCT

O regime de acondicionamento recomendado pela EBMT para MSD HSCT inclui Ciclofosfamida (Cy) (200 mg/kg) dada em 4 dias, e ATG (7,5 mg/kg). Contudo, a utilização de ATG pode ser considerada opcional, uma vez que um estudo prospectivo comparando pacientes que recebem Cy com ou sem ATG mostrou resultados semelhantes.

Doador não relacionado HSCT

Actualmente, o HSCT Unrelated Donor (UD) HSCT é reservado aos doentes que não têm um doador irmão compatível e que não respondem ao tratamento IS de primeira linha. Nos últimos anos, o resultado deste procedimento tem sido progressivamente melhorado. O regime de acondicionamento incluiu a irradiação em dose baixa

ou fludarabina. O regime de Irradiação Corporal Total (TBI) em doses baixas resultou num bom resultado, mas com uma maior incidência de GvHD.

HSCT Haploidentical

Os pacientes que falharam o tratamento imunossupressor e não têm um doador não relacionado podem ser considerados elegíveis para se submeterem a um TCTH haploidentical. Muitas experiências têm sido publicadas com o uso de diferentes regimes de condicionamento, mas o número limitado de doentes e a ausência de ensaios prospectivos tornam difícil sugerir qualquer recomendação, uma vez que os resultados são sempre semelhantes em todos os casos.

Transplante de sangue do cordão umbilical

O transplante de sangue do cordão umbilical (CBT), tem sido utilizado principalmente no contexto tanto de doenças congénitas como adquiridas e representa uma opção de tratamento para pacientes que não têm uma MSD.

Terapias imunossupressoras alternativas para crianças sem um doador de HSCT

Os pacientes que falharam SI e não têm um doador adequado para transplante podem também beneficiar de mais terapias imunossupressoras.

CAPÍTULO 10: ANEMIA FALCIFORME.

INTRODUÇÃO:

A doença falciforme é uma doença hemolítica crónica que é marcada pela tendência das moléculas de hemoglobina dentro dos eritrócitos para polimerizar e deformar os eritrócitos em forma de foice (ou lua crescente) resultando em eventos vaso oclusivos característicos e hemólise acelerada.[83] A doença falciforme (SCD) é uma das doenças genéticas mais comuns em todo o mundo e a sua maior prevalência ocorre no Médio Oriente, regiões mediterrânicas, Sudeste Asiático, e África subsaariana, especialmente na Nigéria.[84, 85] A doença falciforme (SCD) é um grupo de doenças do sangue tipicamente herdado dos pais de uma pessoa.[86] Os problemas na doença falciforme começam tipicamente por volta dos 5 a 6 meses de idade.[87] A doença falciforme resulta de uma única substituição de ácido glutâmico por valina na posição 6 da cadeia de polipeptídeos beta globina.[88] Em 1874, o Dr. Horton, Médico da Serra Leoa, deu a primeira descrição de sintomas e sinais clínicos que agora é referida como doença falciforme.[89] A África e a Ásia são consideradas como o local de nascimento da mutação das células falciformes. Acredita-se que a doença falciforme seja uma consequência da mutação natural do gene da beta-globina (HBB) que afecta os gâmetas e é transferida para as gerações seguintes. Utilizando a análise do polimorfismo do comprimento do fragmento de restrição, quatro haplótipos africanos principais e um haplótipo asiático dos genes da cadeia da beta-globina foram caracterizados e acredita-se que têm origem de forma diferente nestas regiões.[83] A elevada prevalência de SCD na África subsaariana foi atribuída à vantagem de sobrevivência conferida pelo traço falciforme contra *Plasmodium falciparum. A* resistência dos indivíduos com traço falciforme ao *Plasmodium falciparum* cria uma pressão selectiva que tem mantido o gene falciforme dentro das populações humanas em regiões endémicas de malária como a África subsaariana. Este fenómeno é denominado de polimorfismo equilibrado.[90, 91]

PATHOGENESIS:

A heterogeneidade clínica diversa da SCD está relacionada com dois processos patogénicos principais: hemólise crónica e alta viscosidade/ oclusão vascular. A perda de elasticidade dos glóbulos vermelhos é central para a fisiopatologia da doença falciforme. Os glóbulos vermelhos normais são bastante elásticos, o que permite que as células deformem e passem através dos capilares. Na doença falciforme, a baixa tensão do oxigénio promove o enjoo dos glóbulos vermelhos e os repetidos episódios de doença danificam a membrana celular e diminuem a elasticidade da célula. Estas células não conseguem voltar à sua forma normal quando a tensão normal de oxigénio é restaurada. Como consequência, estas células rígidas do sangue são incapazes de se deformar ao passarem por capilares estreitos, levando à oclusão dos vasos e à isquemia.[92] SCD é uma hemoglobinopatia qualitativa resultante de uma mudança estrutural na sequência de aminoácidos na cadeia de beta globina da molécula de hemoglobina, devido a uma mutação pontual. A mutação doentia provoca uma única mudança de base de adenina para timina no 17º nucleótido do gene da cadeia da betaglobina (HBB).[83] A bioquímica anormal desta hemoglobina mutante induz a polimerização das moléculas de HbS dentro dos eritrócitos, o chamado sickling. Na hemoglobina falciforme, a molécula de proteína glutamato, que é hidrofílica, polar, e negativamente carregada, é substituída por um aminoácido menos polar, hidrofóbico, neutro, valina. Em condições de desoxificação, o resíduo anormal de valina causa a interacção hidrofóbica intra-eritrocítica dos tetrâmeros de hemoglobina falciforme, levando à sua precipitação e formação de polímeros, a chamada gelificação.[93] O MCHC superior favorece o enjoo. Como tal, um nível muito elevado de Hb S de cerca de 80 a 90% visto na doença homozigota está associado a uma doença pior, enquanto a presença de talassemia alfa (uma ou duas supressões genéticas) melhora a doença. Outra variável é a presença de outra hemoglobina não falciforme que interage. De notar a hemoglobina fetal (Hb F). Uma proporção mais elevada de Hb F está associada a uma doença ligeira. Quando presente, níveis elevados de Hb F estão uniformemente dispersos dentro dos glóbulos vermelhos e retarda o processo de adoecimento. Assim, a co-heritância de hemoglobina falciforme com persistência hereditária de hemoglobina fetal (HPFH) está associada a doença ligeira.[94] A hemólise crónica resulta numa degradação excessiva das moléculas de hemoglobina e níveis elevados de bilirrubina, que está associada à formação de pedras de pigmento de bilirrubina na vesícula biliar (colelitíase).[83]

CARACTERÍSTICAS CLÍNICAS:

1. Crise de células falciformes

Os termos "crise de células falciformes" ou "crise de doença" podem ser utilizados para descrever várias condições agudas independentes que ocorrem em doentes com DSC. A SCD resulta em anemia e crises que podem ser de muitos tipos, incluindo a crise vaso-oclusiva, crise aplástica, crise de sequestração, crise hemolítica, e outras. A maioria dos episódios de crises de células falciformes dura entre cinco e sete dias.[95] "Embora a infecção, desidratação e acidose (todas elas favorecendo o enjoo) possam actuar como desencadeadores, na maioria dos casos, não é identificada qualquer causa predisponente".[96]

2. Crise vaso-oclusiva

A crise vaso-oclusiva é causada por eritrócitos em forma de foice que obstruem os capilares e restringem o fluxo sanguíneo a um órgão resultando em isquemia, dor, necrose e, muitas vezes, danos nos órgãos. A frequência, gravidade e duração destas crises variam consideravelmente. As crises dolorosas são tratadas com hidratação, analgésicos e transfusão de sangue; a gestão da dor requer administração de opiáceos a intervalos regulares até que a crise se instale. Para crises mais brandas, um subgrupo de doentes administra medicamentos anti-inflamatórios não esteróides (AINEs) como o diclofenaco ou o naproxeno. Para crises mais graves, a maioria dos pacientes requer a administração de opiáceos intravenosos em regime de internamento; os dispositivos analgésicos controlados pelo paciente são normalmente utilizados neste contexto. Crises vaso-oclusivas envolvendo órgãos como o pénis ou pulmões são consideradas uma emergência e tratadas com transfusões de células vermelhas de sangue. Recomenda-se a espirometria de incentivo, uma técnica para encorajar a respiração profunda a fim de minimizar o desenvolvimento de atelectasias.[97,98]

3. Crise de sequestro esplénica

Devido aos seus vasos estreitos e à sua função de limpeza dos glóbulos vermelhos defeituosos, o baço é frequentemente afectado.[99] É geralmente infartado antes do fim da infância em indivíduos que sofrem de anemia falciforme. Este dano do baço aumenta o risco de infecção por organismos encapsulados;[100, 101] antibióticos preventivos e vacinações são recomendados para aqueles que não têm uma função adequada do baço. As crises de sequestro esplénico são ampliações agudas e dolorosas do baço, causadas por armadilhas intra-esplénicas de eritrócitos e que resultam numa queda precipitada dos níveis de hemoglobina com potencial para choque hipo volemico. As crises de sequestração são consideradas uma emergência. Se não forem tratados, os doentes podem morrer dentro de 1-2 horas devido a falha circulatória. A gestão é de apoio, por vezes com transfusão de sangue. Estas crises são transitórias; continuam durante 3-4 horas e podem durar um dia.[102]

4. Síndrome do tórax agudo

A síndrome torácica aguda (SCA) é definida por pelo menos dois dos seguintes sinais ou sintomas: dor torácica, febre, infiltrado pulmonar ou anomalia focal, sintomas respiratórios, ou hipoxemia. É a segunda complicação mais comum e é responsável por cerca de 25% das mortes em doentes com SCD, a maioria dos casos apresenta crises vaso-oclusivas e depois desenvolve a SCA. No entanto, cerca de 80% dos doentes têm crises vaso-oclusivas durante a SCA. [92]

5. Crise aplástica

As crises aplásticas são um agravamento agudo da anemia de base do doente, produzindo um aspecto pálido, ritmo cardíaco acelerado, e fadiga. Esta crise é normalmente desencadeada pelo parvovírus B19, que afecta directamente a produção de glóbulos vermelhos ao invadir os precursores dos glóbulos vermelhos e ao multiplicá-los e destruí-los.[103] A infecção por parvovírus impede quase completamente a produção de eritrócitos durante dois a três dias. Em indivíduos normais, isto tem pouca importância, mas a diminuição da vida dos eritrócitos dos doentes com SCD resulta numa situação abrupta e ameaçadora de vida. A contagem de reticulócitos diminui drasticamente durante a doença (causando reticulocitopenia), e a rápida rotação dos eritrócitos leva à queda da hemoglobina. Esta crise leva de 4 dias a uma semana para desaparecer. A maioria dos doentes pode ser gerida com apoio; alguns necessitam de transfusão de sangue.[104]

6. Crise hemolítica

As crises hemolíticas são quedas aceleradas agudas do nível de hemoglobina. Os glóbulos vermelhos decompõem-se a um ritmo mais rápido. Isto é particularmente comum em doentes com deficiência de G6PD coexistente. A gestão é de apoio, por vezes com transfusões de sangue.[92]

7. Outros

Uma das primeiras manifestações clínicas é a dactilite, que se apresenta logo aos seis meses de idade, e pode ocorrer em crianças com traço de foice. A crise pode durar até um mês. Outro tipo reconhecido de crise de foice, a síndrome torácica aguda, caracteriza-se por febre, dores no peito, dificuldade respiratória, e infiltração pulmonar numa radiografia do tórax. Dado que tanto a pneumonia como o enjoo no pulmão podem produzir estes sintomas; o paciente é tratado para ambas as condições. Pode ser desencadeada por crise dolorosa, infecção respiratória, embolização da medula óssea, ou possivelmente por atelectasia, administração de opiáceos, ou cirurgia. Podem também ocorrer úlceras hematopoiéticas.

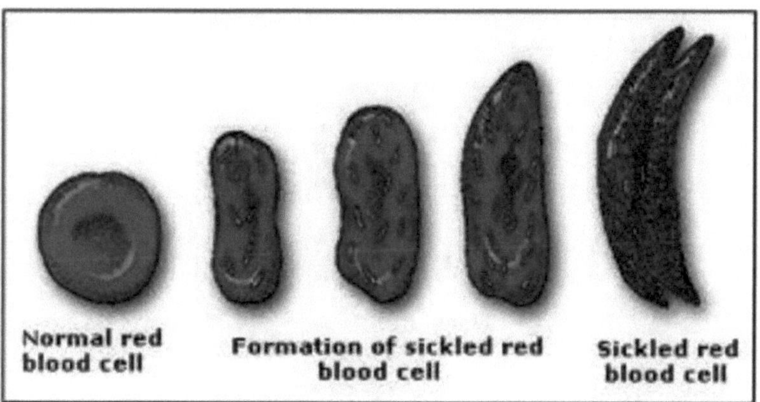

Fig 10.1: Doença dos glóbulos vermelhos.

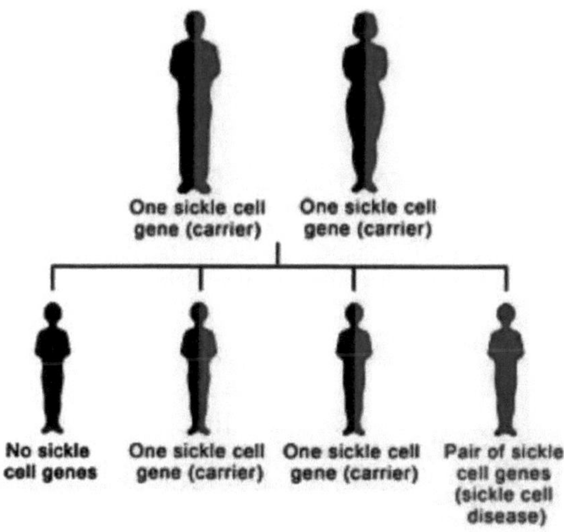

Fig 10.2: Genética na anemia falciforme.

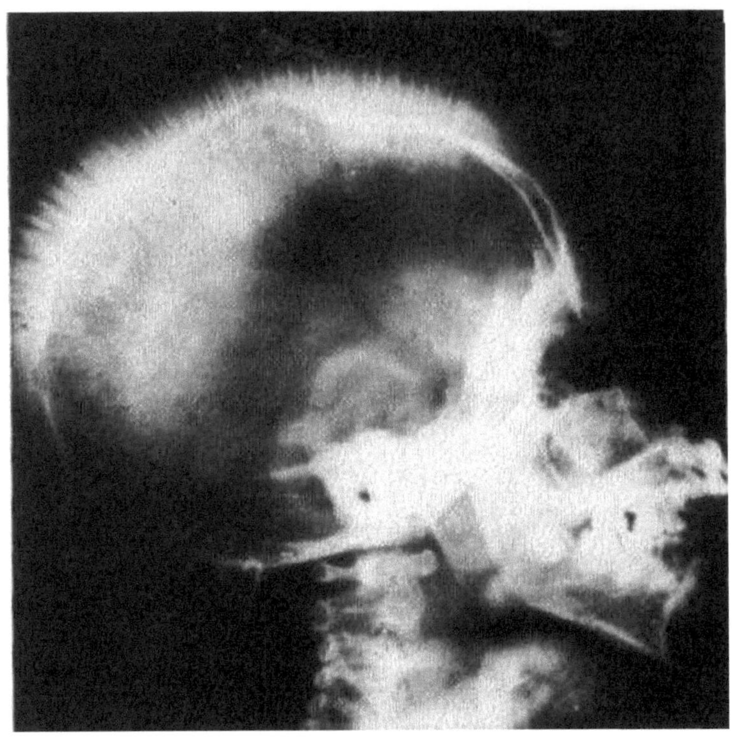

Fig 10.3: Aspecto radiográfico característico "Cabelo na ponta" na doença falciforme, bem como na talassemia. [Cortesia: Artigo de Heather Rhodes sobre anemia falciforme].

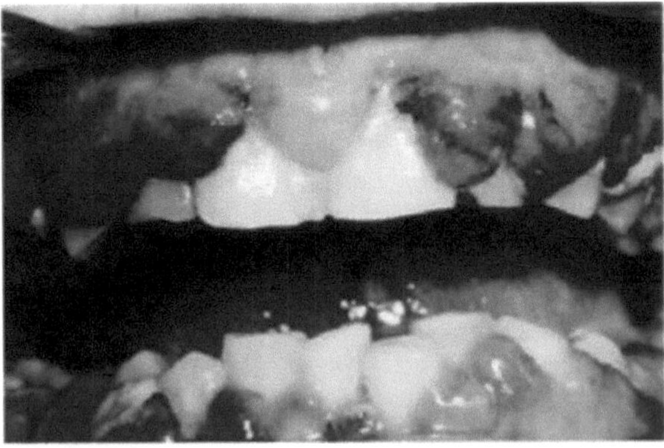

Fig 10.4: Alargamento gengival visto no SCD.

MANIFESTAÇÕES ORAIS:

Clinical	Radiographic	Craniofacial Growth Abnormality*
Orofacial pain	Overall increased radiolucency	Exaggerated growth/protrusion of the midface
Pale oral mucosa	Decreased number of trabeculae.	Maxillary expansion
Delay in tooth eruption	Coarse trabeculae pattern	Predominance of vertical growth.
Atrophy of tongue papillae and glossitis	Thin inferior border of mandible	Mandibular retrusion
Impaired dentin mineralization	Distinct areas of radiopacity	A convex profile
Mandibular osteomyletis	Stepladder appearance created in the interdental alveolar bone	Malocclusion
Mental nerve neuropathy	Tooth intrinsic opacity	
Gingival enlargement		

*Craniofacial growth abnormality may vary according to racial background of the individual

Quadro 10.1: Adaptado do artigo de Erdogan et al.[105]

As principais manifestações orais e complicações da doença falciforme são palidez da mucosa, coloração do tecido amarelo, anomalias radiográficas, erupção dentária retardada, distúrbios da mineralização do esmalte e da dentina, alterações das células superficiais da língua, maloclusão, hipercementose, e um grau de periodontite que é invulgar nas crianças. Para que o tratamento dentário possa ser realizado, recomenda-se que os cirurgiões dentistas tenham uma compreensão da fisiopatologia desta doença, permitindo-lhes determinar os planos de tratamento para que possam também ter em consideração as condições sistémicas.[106]

TRABALHO DE LABORATÓRIO:[92]

Em HbS, o hemograma completo revela níveis de hemoglobina na gama de 6-8 g/dl com uma elevada contagem de reticulócitos (uma vez que a medula óssea compensa a destruição de células doentes, produzindo mais glóbulos vermelhos). Em outras formas de doença falciforme, os níveis de Hb tendem a ser mais elevados. Uma película de sangue pode mostrar características de hiposplenismo (células alvo e corpos Howell-Jolly). A anemia falciforme, num filme de sangue, pode ser induzida pela adição de metabissulfito de sódio. A presença de hemoglobina falciforme também pode ser demonstrada com o "teste de solubilidade da foice". Uma mistura de hemoglobina S (Hb S) numa solução redutora (como a ditionite de sódio) dá um aspecto turvo, enquanto que a Hb normal dá uma solução clara. Formas anormais de hemoglobina podem ser detectadas na electroforese da hemoglobina, uma forma de electroforese em gel em que os vários tipos de hemoglobina se movem a velocidades variáveis. A hemoglobina Sicklecell (HgbS) e a hemoglobina C com a doença (HgbSC) - as duas formas mais comuns - podem ser identificadas a partir daí. O diagnóstico pode ser confirmado com cromatografia líquida de alto desempenho. Os testes genéticos raramente são realizados, uma vez que outras investigações são altamente específicas para HbS e HbC Uma crise aguda de células falciformes é frequentemente precipitada por uma infecção. Por conseguinte, uma análise urinária para detectar uma infecção oculta do tracto urinário, e uma radiografia ao tórax para procurar uma pneumonia oculta devem ser realizadas rotineiramente. As pessoas que são portadoras conhecidas da doença submetem-se frequentemente a aconselhamento genético antes de terem um filho. Um teste para ver se uma criança por nascer tem a doença tira uma amostra de sangue do feto ou uma amostra de líquido amniótico. Uma vez que a recolha de uma amostra de sangue de um feto tem maiores riscos, este último teste é normalmente utilizado. O rastreio neonatal fornece não só um método de detecção precoce para indivíduos com doença falciforme, mas também permite a identificação dos grupos de pessoas que transportam o traço falciforme.

TRATAMENTO:[92]

- **Ácido fólico e penicilina** Desde o nascimento até aos cinco anos de idade, recomenda-se a penicilina diariamente, devido ao sistema imunitário imaturo que os torna mais propensos a doenças da primeira infância. A suplementação dietética de ácido fólico tinha sido previamente recomendada pela OMS. Uma revisão de 2016 da Cochrane sobre a sua utilização revelou que "o efeito da suplementação sobre a anemia e quaisquer sintomas de anemia permanece pouco claro", devido à falta de provas médicas.

- **Prevenção da malária** O efeito protector do traço falciforme não se aplica às pessoas com doença falciforme; de facto, elas são mais vulneráveis à malária, uma vez que a causa mais comum de crises dolorosas nos países com paludismo é a infecção por malária. Por conseguinte, tem sido recomendado que as pessoas com doença falciforme que vivem em países com paludismo recebam quimioprofilaxia anti-malária para toda a vida.

- **Crise vaso-oclusiva:** A maioria das pessoas com doença falciforme tem episódios intensamente dolorosos chamados crises vaso-oclusivas. No entanto, a frequência, gravidade e duração destas crises variam tremendamente. As crises dolorosas são tratadas sintomaticamente com medicamentos para a dor; a gestão da dor requer administração de opiáceos a intervalos regulares até que a crise se instale. Para crises mais brandas, subgrupos de pacientes administram os AINE (como o diclofenaco ou naproxeno). Para crises mais graves, a maioria dos pacientes requer a administração de opióides intravenosos em regime de internamento; os dispositivos de analgesia controlada pelo paciente (PCA) são normalmente utilizados neste contexto. A difenidramina é também um agente eficaz que os médicos prescrevem frequentemente para ajudar a controlar a comichão associada ao uso de opiáceos.

- **Crise torácica aguda: A** gestão é semelhante à crise vaso-oclusiva, com a adição de antibióticos (geralmente uma quinolona ou macrolídeo, uma vez que se pensa que as bactérias deficientes da parede celular ["atípicas"] contribuem para a síndrome), suplemento de oxigénio para hipoxia, e observação atenta. Se o infiltrado pulmonar piorar ou as necessidades de oxigénio aumentarem, é indicada a transfusão simples de sangue ou a transfusão de troca. Esta última envolve a troca de uma porção significativa da massa de eritrócitos da pessoa por eritrócitos normais, o que diminui a percentagem de hemoglobina S no sangue do paciente. O doente com suspeita de síndrome torácica aguda deve ser internado no hospital com agravamento do gradiente A - uma indicação para admissão na UCI.

- **Hidroxiureia:** O primeiro medicamento aprovado para o tratamento causal da anemia falciforme, a hidroxiureia, demonstrou diminuir o número e a gravidade dos ataques num estudo em 1995 e demonstrou possivelmente aumentar o tempo de sobrevivência num estudo em 2003. Isto é conseguido, em parte, através da reactivação da produção de hemoglobina fetal em vez da hemoglobina S que causa anemia falciforme. A hidroxiureia tinha sido anteriormente utilizada como agente de quimioterapia, e existe alguma preocupação de que a utilização a longo prazo possa ser nociva, mas este risco revelou-se ausente ou muito pequeno e é provável que os benefícios sejam superiores aos riscos.

- **Transfusão de sangue: As** transfusões de sangue são frequentemente utilizadas no tratamento da doença falciforme em casos agudos e para prevenir complicações, diminuindo o número de glóbulos vermelhos (hemácias) que podem adoecer por adição de glóbulos vermelhos normais. Em crianças, a terapia transfusional preventiva de glóbulos vermelhos (hemácias) demonstrou reduzir o risco de primeiro AVC ou AVC silencioso quando a ecografia transcraniana com Doppler (TCD) mostra um fluxo sanguíneo cerebral anormal. Nas pessoas que sofreram um AVC prévio, também reduz o risco de AVC recorrente e de AVC silencioso adicional.

- **Transplante de medula óssea:** Os transplantes de medula óssea têm-se revelado eficazes em crianças. Os transplantes de medula óssea são a única cura conhecida para o SCD. No entanto, os transplantes de medula óssea são difíceis de obter devido à tipagem específica HLA necessária. Idealmente, um parente próximo (alogénico) doaria a medula óssea necessária para o transplante.

- **Necrose avascular:** Ao tratar a necrose avascular do osso em pessoas com doença falciforme, o objectivo do tratamento é reduzir ou parar a dor e manter a mobilidade articular. As opções de tratamento actuais são o repouso da articulação, fisioterapia, medicina de alívio da dor, cirurgia de substituição das articulações, ou enxerto ósseo. São necessários ensaios randomizados e controlados de alta qualidade para avaliar a opção de tratamento mais eficaz e determinar se uma combinação de fisioterapia e cirurgia é mais eficaz do que a fisioterapia isolada.

- **Terapias psicológicas:** As terapias psicológicas como a educação do paciente, a terapia cognitiva, a terapia comportamental e a psicoterapia psicodinâmica, que visam complementar os tratamentos médicos actuais, requerem mais investigação para determinar a sua eficácia.

CAPÍTULO 11: TALASSEMIA

INTRODUÇÃO:

Thalassemia deriva da palavra grega *"thalassa"* que significa "o mar" porque a condição foi descrita pela primeira vez em populações que vivem perto do Mar Mediterrâneo. As talassemias são um grupo de perturbações hematológicas hereditárias causadas por defeitos na síntese de uma ou mais das cadeias de hemoglobina.[107] Existem dois tipos primários de doenças talassemiantes: Doença da Talassemia Alfa e Doença da Talassemia Beta. A Talassemia Beta Maior (também chamada Anemia de Cooley) é uma doença grave. Os desequilíbrios das cadeias da globina causam hemólise e prejudicam a eritropoiese. Os médicos de família precisam de saber como diagnosticar talassemias, como distingui-las de outras causas de uma anemia microcítica, e as opções de tratamento para formas graves de talassemia. [107] A hemoglobina adulta é normalmente um tetrâmero de duas cadeias alfa (a) e duas cadeias beta (p). As talassemias são classificadas de acordo com a cadeia que é produzida à taxa reduzida. As perturbações da (síntese da cadeia Y são complexas e dão origem a uma variedade de estados de doença. As /I-talassemias resultam também de uma grande variedade de defeitos genéticos e produzem diversos achados clínicos e hematológicos. Os termos maior e menor utilizados em conjunto com as talassemias P referem-se geralmente ao grau de gravidade dos sinais e sintomas, mas vários genótipos diferentes podem produzir apresentações clínicas semelhantes.[108] Anemia grave, sobrecarga de ferro, esplenectomia, e uma série de outras anomalias imunitárias podem ser consideradas como alguns dos factores de risco que causam infecções nestes doentes. As infecções são consideradas como a segunda causa mais comum de morbilidade em doentes com talassemia.[109,110]

PATHOGENESIS:[107,111]

A hemoglobina consiste num anel heme contendo ferro e quatro cadeias de globina: duas alfa e duas nonalfa. A composição das quatro cadeias de globina determina o tipo de hemoglobina. A hemoglobina fetal (HbF) tem duas cadeias alfa e duas cadeias gama (alpha2 gamma2). A hemoglobina A adulta (HbA) tem duas cadeias alfa e duas cadeias beta (alfa2 beta2), enquanto a hemoglobina A2 (HbA2) tem duas cadeias alfa e duas cadeias delta (alfa2 delta2). Ao nascer, a HbF representa aproximadamente 80 por cento da hemoglobina e a HbA representa 20 por cento. A transição da síntese da gamaglobina (HbF) para a síntese da betaglobina (HbA) começa antes do nascimento. Por volta dos seis meses de idade aproximadamente, os bebés saudáveis terão feito a transição para maioritariamente HbA, uma pequena quantidade de HbA2, e uma HbF insignificante mostra hemoglobinas normais e anormais.

A talassemia alfa é o resultado de uma síntese deficiente ou ausente das cadeias alfa globina, levando ao excesso de cadeias beta globina. A produção de cadeias alfa globina é controlada por dois genes em cada cromossoma 16. A produção deficiente é geralmente causada por uma eliminação de um ou mais destes genes. A eliminação de um único gene resulta no estado de portador silencioso da talassemia alfa, que é assintomática com resultados hematológicos normais. A eliminação dos dois genes causa o traço de talassemia alfa (menor) com microcitose e geralmente sem anemia. A eliminação dos três genes resulta numa produção significativa de hemoglobina H (HbH), que tem quatro cadeias beta (beta4). A talassemia alfa intermedia, ou doença HbH, causa anemia microcítica, hemólise, e esplenomegalia. A eliminação de quatro genes resulta numa produção significativa de hemoglobina Bart (Hb Bart's), que tem quatro cadeias gama (gamma4). A talassemia alfa maior com Hb Bart's resulta geralmente em hidropisia fetal fatal.

A talassemia beta é o resultado de uma síntese deficiente ou ausente das cadeias de betaglobina, levando a um excesso de cadeias alfa. A síntese da betaglobina é controlada por um gene em cada cromossoma

11. A talassemia beta ocorre a partir de qualquer uma das mais de 200 mutações pontuais e (raramente) supressões dos dois genes. A produção da cadeia da Beta globina pode variar de quase normal a completamente ausente, levando a vários graus de excesso de globina alfa até à produção da cadeia da beta globina. O defeito de um gene, traço de talassemia beta (menor), é assintomático e resulta em macrocitose e anemia ligeira. Se a síntese de ambos os genes for gravemente reduzida ou ausente, a pessoa tem talassemia beta maior, também conhecida como anemia de Cooley.

Delta-talassemia Assim como as cadeias alfa e beta presentes na hemoglobina, cerca de 3% da hemoglobina adulta é feita de cadeias alfa e delta. Tal como com a talassemia beta, podem ocorrer mutações que afectam a capacidade deste gene de produzir cadeias delta.

Hemoglobinopatias com talassemia: A hemoglobinopatia é um defeito genético que resulta numa estrutura anormal de uma cadeia de globina. Uma talassemia resulta numa quantidade anormalmente baixa de uma cadeia de globina. Raramente, as pessoas terão hemoglobinopatias e talassemias coexistentes.

A talassemia pode coexistir com outras hemoglobinopatias. As mais comuns são:

- Hemoglobina E/thalassemia: comum no Camboja, Tailândia, e partes da Índia, é clinicamente semelhante à talassemia P major ou thalassemia intermedia.
- Hemoglobina S/thalassemia: comum nas populações africanas e mediterrânicas, é clinicamente semelhante à anemia falciforme, com a característica adicional de esplenomegalia.
- Hemoglobina C/thalassemia: comum nas populações mediterrânicas e africanas, a hemoglobina C/po talassemia causa uma anemia hemolítica moderadamente grave com esplenomegalia; a hemoglobina C+/p talassemia produz uma doença mais branda.
- Hemoglobina D/thalassemia: comum nas partes noroeste da Índia e do Paquistão (região de Punjab).

CARACTERÍSTICAS CLÍNICAS:

- Sobrecarga de ferro: As pessoas com talassemia podem ter uma sobrecarga de ferro nos seus corpos, quer da própria doença, quer de transfusões de sangue frequentes. Demasiado ferro pode resultar em danos no coração, fígado e sistema endócrino, o que inclui glândulas que produzem hormonas que regulam processos em todo o corpo. O dano é caracterizado por depósitos excessivos de ferro. Sem uma quelação adequada do ferro, quase todos os doentes com talassemia beta acumulam níveis potencialmente fatais de ferro.[112]
- Infecção: As pessoas com talassemia têm um risco acrescido de infecção. Isto é especialmente verdade se o baço tiver sido removido.[113]
- Deformidades ósseas: A talassemia pode fazer com que a medula óssea se expanda, o que faz com que os ossos se alarguem. Isto pode resultar numa estrutura óssea anormal, especialmente na face e no crânio. A expansão da medula óssea também torna os ossos finos e

quebradiços, aumentando o risco de ossos partidos.[114]

- Baço aumentado: O baço ajuda no combate à infecção e filtra material indesejável, como células sanguíneas antigas ou danificadas. A talassemia é frequentemente acompanhada pela destruição de um grande número de glóbulos vermelhos e a tarefa de remover estas células faz com que o baço se alargue. A esplenomegalia pode agravar a anemia, e pode reduzir a vida dos glóbulos vermelhos transfundidos. O alargamento severo do baço pode exigir a sua remoção.[115]
- Taxas de crescimento mais lentas: a anemia pode fazer abrandar o crescimento de uma criança. A puberdade também pode ser atrasada em crianças com talassemia.[116]
- Problemas cardíacos: Doenças, tais como insuficiência cardíaca congestiva e ritmos cardíacos anormais, podem estar associadas a talassemias graves.[117]
- As pessoas com talassemia beta maior são diagnosticadas durante a infância. Palidez, irritabilidade, retardamento do crescimento, inchaço abdominal e icterícia aparecem durante o segundo semestre de vida.[107]

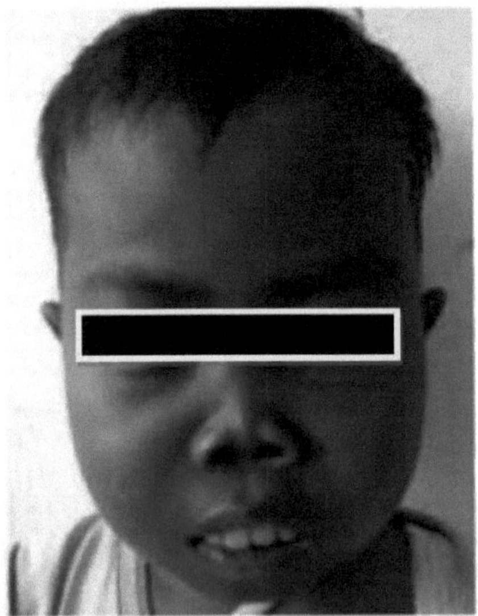

Fig 11.3: Facilmente chipmunk.

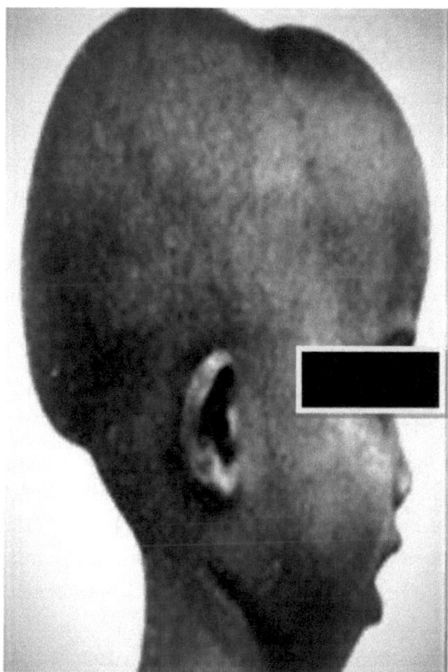

Fig 11.4: Estrutura óssea anormal.

MANIFESTAÇÕES ORAIS:

Relatos de complicações orais das talassemias são raros na literatura. Foram relatadas dores e inchaços nas glândulas parótidas de doentes com talassemia grave, possivelmente como resultado de depósitos de ferro nas células serosas.[118] Os achados hematológicos nas talassemias menores são muito semelhantes aos da anemia por deficiência de ferro, e a deficiência de ácido fólico é uma complicação comum das talassemias menores. Por conseguinte, uma forma de talassemia pode ser considerada num diagnóstico diferencial de glosodinia e perda de papilas.[108] A glossite rombóide mediana com lesões de contacto no palato e petequias palatinas têm sido relatadas como sinais de candidíase.[119] Um doente que fez uma esplenectomia está em risco de infecção maciça na sequência de uma bacteremia. Tem sido sugerido que estes pacientes recebam antibióticos profiláticos antes do tratamento dentário, o regime que consiste em penicilina oral ou eritromicina.[120] Como em qualquer doente com anemia crónica, pode ocorrer uma cicatrização deficiente após procedimentos dentários cirúrgicos. As manifestações orofaciais da talassemia são devidas às alterações ósseas, chamadas Cooley facies, causadas pela eritropoiese ineficaz, juntamente com o desenvolvimento de massas eritróides expansíveis ósseas. Anomalias oclusais e protusões bimaxilares são frequentes em doentes com talassemia maior. As anomalias faciais e dentárias incluem mordedura aberta marcada, mau espaçamento dos dentes, nariz de sela, e ossos malares proeminentes. As alterações esqueléticas resultam na retracção do lábio superior dando à criança uma "fácies chipmunk". Além disso, a mucosa oral é pálida na maioria das vezes. Como a condição é assintomática em doentes com talassemia, a anemia ligeira é expressa ao nível oral pela palidez da mucosa. O desenvolvimento excessivo da maxila resulta frequentemente num aumento do jacto e do espaçamento dos dentes maxilares e outros graus de maloclusão.[121] As alterações radiográficas no maxilar compreendem o desbaste do osso cortical, espaços alargados da medula, rarefacção generalizada dos ossos alveolares, e trabécula grosseira. Nos ossos parietais, o dipolo aumentado e o córtex fino que cobre os trabéculos verticais grosseiros resultam num aspecto de "cabelo na ponta". A hematopoiese medular extra resulta em pressão sobre os nervos, causando paralisia do nervo craniano.[122] Devido à variabilidade clínica dos sinais e sintomas apresentados pelos doentes com talassemia, o principal aspecto dos cuidados dentários é a necessidade de os fornecer através de uma abordagem coordenada em equipa, assegurando uma estreita cooperação com o hematologista. A fim de realizar uma avaliação completa dos riscos, devem ser obtidas da equipa de hematologia informações detalhadas sobre os resultados recentes dos testes sanguíneos e o estado clínico do paciente, para garantir a redução dos riscos envolvidos nos cuidados dentários planeados.[121]

TRABALHO DE LABORATÓRIO:

A talassemia pode ser diagnosticada através de um hemograma completo, electroforese de hemoglobina, e testes de ADN.[111] A anemia microcítica pode ser causada por deficiência de ferro, talassemia, intoxicação por chumbo, anemia sideroblástica, ou anemia de doença crónica. O volume corpuscular médio (MCV), a largura de distribuição dos glóbulos vermelhos (RDW), e o historial do doente podem excluir algumas destas etiologias. O MCV é geralmente inferior a 75 fl com talassemia e raramente inferior a 80 fl em deficiência de ferro até que o hematócrito seja inferior a 30 por cento. Para crianças, o índice Mentzer (MCV/ contagem de células vermelhas do sangue) pode ajudar a distinguir entre deficiência de ferro e talassemia.[107] Os testes suplementares incluem ferritina sérica, o esfregaço periférico, a electroforese de hemoglobina, o nível sérico de chumbo, e raramente o aspirado de medula óssea. Um nível normal de chumbo no soro exclui o envenenamento por chumbo. A anemia da doença crónica é na maioria das vezes uma anemia normocítica ligeira normocítica. Se ainda houver suspeita de talassemia, uma electroforese de hemoglobina pode ajudar a diagnosticar a doença. A electroforese de hemoglobina com traço de talassemia beta tem geralmente reduzido ou ausente HbA, níveis elevados de HbA2, e aumento de HbF.

TRATAMENTO: [107]

Transfusões de sangue

As pessoas com talassemia beta maior requerem transfusões de sangue periódicas e permanentes para manter um nível de hemoglobina superior a 9,5 g por dL (95 g por L) e manter um crescimento normal.2,15 A necessidade de transfusões de sangue pode começar logo aos seis meses de idade. Para pessoas com talassemia intermedia beta, a decisão de transfundir é uma avaliação clínica mais subjectiva. As necessidades de transfusão são episódicas e tornam-se necessárias quando a hemoglobina da pessoa é inadequada para uma vida normal ou quando a anemia prejudica o crescimento e o desenvolvimento. Uma talassemia intermedia alfa, ou doença HbH, causa hemólise ligeira a moderada. As transfusões serão ocasionalmente necessárias, dependendo da gravidade da condição clínica.

Quelação

Os pacientes dependentes da transfusão desenvolvem sobrecarga de ferro porque não têm processo fisiológico para remover o excesso de ferro de múltiplas transfusões. Por conseguinte, necessitam de tratamento com um quelante de ferro que comece entre os cinco e oito anos de idade. A deferoxamina (Desferal), subcutânea ou intravenosa, tem sido o tratamento de escolha. Embora esta terapia seja relativamente não tóxica, é incómoda e cara. A U.S. Food and Drug Administration aprovou recentemente o deferasirox oral (Exjade) como tratamento alternativo. Os efeitos adversos do deferasirox eram transitórios e gastrointestinais por natureza, e não foram relatados casos de agranulocitose.

Transplante de medula óssea

O transplante de medula óssea na infância é a única terapia curativa para a talassemia beta maior. O transplante de células estaminais hematopoiéticas resulta geralmente num excelente resultado em pessoas de baixo risco, definidas como aquelas sem hepatomegalia, sem fibrose portal na biópsia hepática, e terapia de quelação regular, ou no máximo, duas destas anomalias.

Managenente das Complicações:

Se o hiperesplenismo causar um aumento acentuado das necessidades transfusionais, poderá ser necessária uma esplenectomia. A cirurgia é geralmente adiada até pelo menos quatro anos de idade devido ao papel do baço na limpeza das bactérias e na prevenção da sepsis. O aconselhamento genético pré-concepcional é fortemente aconselhado para todas as pessoas com talassemia. A ferritina sérica tem sido utilizada como um marcador de armazenamento de ferro para prever complicações cardíacas. Pessoas com antecedentes de trombose podem ser tratadas com heparina de baixo peso molecular. A talassemia maior ou intermedia é uma doença crónica com um impacto significativo no paciente e na família e descendência do paciente. A educação sobre a genética da doença, opções de diagnóstico pré-natal, e terapia psicológica para ajudar a gerir as complicações é apropriada. A suplementação oral diária com 1 mg de ácido fólico é recomendada para pessoas com evidência de deficiência de folato. A vitamina C não é recomendada excepto em pacientes dependentes de transfusão com deficiência comprovada.

REFERÊNCIAS:

1- C. C. Chatterjee. Livro-texto de fisiologia. Edição 11. 2002; capítulo 4: 122-147
2- Guyton e hall. Livro-texto de fisiologia médica. Edição 11; 4(32): 419-468
3- Eritrócitos. Wikipédia. Fonte-internet; 2017: 1-13
4- Harsh Mohan. Livro-texto de patologia. Edição 3; 12: 385-444
5- Walter Israel. Livro-texto de patologia geral. Edição 6; 52: 636-654
6- Variações na red blood cellmorphology . Laboratoryinfo.com. Http://laboratoryinfo.com/variations-in-red-blood-cell-morphology
7- Taxa de sedimentação de eritrócitos. Wikipédia. Fonte-internet; 2017: 1-5
8- P. Ravi Sarma. Índices de células vermelhas. Sistema hematopoiético. Métodos clínicos: a história, exames físicos e laboratoriais. Jan 1990; (152): 720-723
9- Índices de células vermelhas. Wikipédia. Fonte-internet; 2017: 1-2
10- Hemoglobina. Wikipédia. Fonte-internet; 2017: 1-22
11- Hemoglobina. Enciclopédia Brittanica. Https://www.britannica.com/science/hemoglobin
12- Weed, robert i. Reed, claude f Berg, george. A hemoglobina é um componente estrutural essencial das membranas eritrócitas humanas. J clin investe. 1963; 42 (4): 581-88.
13- Dominguez de villota ed, ruiz carmona mt, rubio jjj, de andrés s . igualdade da capacidade de ligação in vivo e in vitro de oxigénio da hemoglobina em doentes com doenças respiratórias graves. Br j anesth. 1981; 53 (12): 1325-28.
14- Variantes de hemoglobina. Wikipédia. Fonte-internet; 2017: 1-2
15- Whoglobaldatabaseonanemia . Fonte-internet. Http://www.who.int/topics/anaemia/en/
16- Anemia. Wikipédia. Fonte-internet; 2017: 1-11
17- Robbins e cotran textbook de patologia. Edição 9; 2015: 229-266
18- Https://www.webmd.com/a-to-z-guides/understanding-anemia-symptoms#1-1
19- Https://www.onhealth.com/content/1/anemia_causes_treatments
20- Anemia por deficiência de ferro. Avaliação, prevenção e controlo. Directrizes por quem; quem/nhd/01.3; 2018: 1-132
21- Al dallal s (2016) anemia por deficiência de ferro: uma breve revisão. J immunooncol; 2: 106.
22- Prevalência mundial de anemia. Quem base de dados mundial sobre anemia, centros de doença, controlo e prevenção, atlanta. 1993-2005
23- Provan d. Mecanismos e gestão da anemia por deficiência de ferro. Br j haematol 1999;105 suppl 1:19-26.
24- Anderson gj, frazer dm, mclaren gd. Absorção e metabolismo do ferro. Curr opin gastroenterol 25;2009: 129-135.
25- Byrnes v, barrett s, ryan e, kelleher t, o'keane c, et al. Aumento da expressão duodenal dmt-1 e níveis de hfe mrna inalterados na hemocromatose hereditária associada a hfeassociativa e deficiência de ferro. 2002
26- Células sanguíneas mol dis 29: 251-260.
27- Lynch s. Metabolismo do ferro. Em: kraemer k, zimmermann mb eds. Anemia nutricional. Basileia: visão e imprensa vital isbn 3-906412-33-4, 2007:59-76.
28- Jean-françois lambert, photis beris. Fisiopatologia e diagnóstico diferencial de anemia. Ebmt 2009; 16(05): 108-141
29- Mj kotze et al. Mecanismos patogénicos subjacentes à deficiência de ferro e sobrecarga de ferro:

novos conhecimentos para aplicação clínica.jifcc-02; (20): 1-16

30- Selzer rr et al. Efeito adverso do óxido nitroso numa criança com deficiência de 5,10-metilenotetrahidrofolato redutase. N english j med 2003; 349:45-50.

31- Bothwell ta, charlton jd, cook jd, finch ca. Metabolismo do ferro no homem. Blackwell scientific, oxford 1979.

32- Brock jh. Ferro em infecção, imunidade, inflamação e neoplasia. In: brock jh, halladay jw, pippart mj, powell lw, eds. Metabolismo do ferro na saúde e na doença. Philadelphia: saunders, 1994; 353-389.

33- Health.cornell.edu

34- Lopez a, cacoub p, macdougall ic, peyrin-biroulet l (2016) anemia por deficiência de ferro. Lancet 387: 907-916.

35- Neville bw, damm dd, allen cm, bouquot je. Anemia perniciosa. In: patologia oral e maxilofacial. 3ª ed. St. Louis, mo.: saunders elsevier; 2009: 829-831.

36- Angela c. Chi, brad w. Neville, joe w. Krayer e wanda c. Gonsalves. Manifestações orais de doença sistémica. Médico de família americano. Volume 82, número 11. 1 de Dezembro de 2010

37- Neville bw, damm dd, allen cm, bouquot je. Patologia oral e maxilofacial. 3ª ed. Philadelphia: saunders elsevier; 2009: 411.

38- Gaurav goyal. Anemia por deficiência de ferro e perspectivas de saúde oral - uma revisão. Revista internacional de biologia e ciências biológicas vol. 4(3): 032-036, dezembro de 2015

39- Blumberg we, doleiden fh, lamol aa. Haemoglobina determinada em 15 l de sangue total por fluorometria "face frontal". Química clínica, 1980; 26: 409-413.

40- Hemolyticanemia . Wikipedia. Source-internet; "https://en.wikipedia.org/w/index.php?title=hemolytic_anemia&oldid=82495763"7; fev 2018: 1-5

41- Jg kelton, h chan, n heddle, s whittaker. Adquiriu anemia hemolítica. Patologia do sangue e da medula óssea. Edição 2; capítulo 10: 185-202

42- Gurpreet dhaliwal, patricia a. Cornett, e lawrence m. Tierney, jr. Anemia hemolítica. Médico de família americano. 1 de Junho de 2004; volume 69, número 11 :2600-2606

43- Alberto zanella e wilma barcellini. Tratamento de anemias hemolíticas auto-imunes. Hematologica. 2014; 99(10): 1547-1554

44- Sigbjorn berentsen e tatjana sundic. Destruição de eritrócitos em anemia hemolítica auto-imune: papel do complemento e potenciais novos alvos para a terapia. Biomed research international. Volume 2015: 1-12

45- Bass gf, tuscano et, tuscano jm. Diagnóstico e classificação da anemia hemolítica auto-imune. Auto-imune rev 2014;13: 560-4.

46- Parque Sang hyuk. Diagnóstico e tratamento da anemia hemolítica auto-imune: abordagem clássica e avanços recentes. Pesquisa de sangue. Junho de 2016; 51(2): 69-71

47- Paulschick . Hemolyticanemia . Medscape; dec2017: https://emedicine.medscape.com/article/201066-clinical

48- Megaloblasticanemia . Wikipedia. Source-internet. "https://en.wikipedia.org/w/index.php?title=megaloblastic_anemia&oldid=82676655"9; Fev 2018: 1-4.

49- Herbert V. As anemias megaloblásticas. Nova Iorque: Grune e Stratton, 1959.

50- Charles S. Hesdorffer e Dan L. Longo. Anemia Megaloblástica Induzida por Fármacos. Artigo de revisão. The New England Journal of Medicine. 2015; 373:1649-58.

51- Metz J. Vitamina B12 e anemia megaloblástica na África do Sul Bantu. Br Med J 1962; 1:24-7.

52- Jagdish Chandra. Anemia megaloblástica - Back in Focus. Indian J Pediatr 2010; 77 (7) : 795-799.

53- Stebbins R, Scott J, Herbert V. Anemias megaloblásticas induzidas por drogas. Semin Hematol 1973; 10: 235-51.

54- Chanarin I. As Anaemias Megaloblásticas. 3ª ed. Blackwell Scientific publication; Oxford. 1990.

55- Addison T. Anemia: doença das cápsulas supra-renais. London Med Gazette1849; 43: 517-18.

56- Shafer, Hine, Levy. Livro-texto da Oral Pathalogy. Edição 8; 2017: 504-505

57- Komine M. Int J Hematol 2000;71(suppl 1):8.

58- Fonseca et al. Manifestações orais de deficiência de Vit B 12: Um relatório de caso. JCDA. 2009. 75(7):533-537

59- Nagao e Hirokaw. Diagnóstico e tratamento de anemias microcíticas em adultos. J Gen Fam Med. 2017;18:200-204.

60- Shipton MJ, Thachil J. Deficiência de vitamina B12 - perspectiva do século XXI. Clin Med (Lond). 2015;15:145-50.

61- Chandra J, Jain V, Narayan S et al. Tremores e trombocitose durante o tratamento da anemia megaloblástica. Anais do Trop Pediatr 2006; 26: 101-105.

62- Perniciousanemia . Wikipedia. Source-internet. "https://en.wikipedia.org/w/index.php?title=Vitamin_B12_deficiency_anemia&oldid=83 7671739

63- "O que é a Anemia Perniciosa" (https://www.nhlbi.nih.gov/health/health-tópicos/tópicos/prnanmia). NHLBI. Abril1 , 2011. Arquivado (https://web.archive.org/web/20160314111724/https://www.nhlbi.nih.gov/health/health-tópicos/tópicos/prnanmia)

64- https://www.medicinenet.com/script/main/art.asp?articlekey=7198

65- Richard G. Lynch. Anemia perniciosa. Marcos na Patologia Investigativa. Sociedade Americana de Patologia Investigativa. Originalmente publicado em ASIP Pathways, Dezembro de 2008; 3(4): 1-2

66- Suzi Kennefick, Pat Kornic. Anemia perniciosa. home.kpn.nl/hindrikdejong/pa-artikel- eng.pdf

67- Shafer, Hine, Levy. Livro-texto da Oral Pathalogy. Edição 7; 2015: 764-765

68- Editores.Perniciousanemia . Encyclopediabrittanica . 2018. https://www.britannica.com/science/pernicious-anemia

69- Greenberg MS. Alterações clínicas e histológicas da mucosa oral em anemia perniciosa. Cirurgia Oral Oral Med Oral Pathol. 1981;52(1):38-42.

70- Drummond JF, White DK, Damm DD. Anemia megaloblástica com lesões orais: uma consequência da cirurgia de bypass gástrico. Cirurgia Oral Oral Med Oral Pathol. 1985;59(2):149-53.

71- Diagnostic Medlab - Um manual para a interpretação de testes laboratoriais. 4ª edição.

72- Lahner E, Annibale B. Anemia perniciosa: Novos conhecimentos de um ponto de vista gastroenterológico. Mundo J Gastroenterol 2009;15(41): 5121-5128.

73- A Sociedade Perniciosa de Anemia. Factor intrínseco e anticorpos das células parietais. http://www.pernicious-anaemia-society.org/phpbb/viewtopic.php?t=1005

74- Lahner E, Annibale B (Novembro de 2009)". Anemia perniciosa: Novas percepções de uma gastroenterológico pointofview "(http://www.wjgnet.com/1007-9327ZfullZv15Zi41Z5121.htm). Mundo J. Gastroenterol. 15 (41): 5121-8.

75- Montané E, Ibanez L, Vidal X, Ballarin E, Puig R, Garcia N, Grupo Catalão de Estudo da Agranulocitose e Anemia Aplástica, et al. Epidemiologia da anemia aplástica: um estudo multicêntrico prospectivo. Hematologia. 2008;93(4):518-23.

76- Ehrlich P. Ueber einem Fall von Anamie mit Bemer-kungen uber regenerative Veranderungen des Knochenmarks. Charite-Annalen 1888;13:301-09.

77- Maurizio Miano. Carlo Dufour. O diagnóstico e tratamento da anemia aplástica: uma revisão. Int J Hematol (2015) 101:527-535

78- Singh P, Sinha A, Kamath A, Malhotra S, Chandra AB (2017) Anemia Aplástica - Uma Revisão Rápida. J Cancer Prev Curr Res 7(5): 00251. DOI: 10.15406Zjcpcr.2017.07.00251

79- Mammen Chandy. Aplastic Anaemia. suplemento ao Journal da associação de médicos da índia .1 de Março, 2015: 5-7.

80- Sameer R Melinkeri. Epidemiology, Pathogenesis and Diagnosis of Aplastic Anaemia. suplemento ao Journal of the association of physicians of india .1 march, 2015: 8-12.

81- James E. Jones. Thomas D. Coates. Charles Poland. Dental managemenotf idiopathic aplastic anemia: relato de um caso. Odontologia pediátrica; 3(3): 267-270

82- AC D'AGULHAM Et Al. Anemia de Fanconi: principais manifestações orais. Rcv Gauch Odontol, Porto Alegre, v.62, n.3, p. 281-288

83- Ademola Samson Adewoyin. Gestão da Doença das Células Falciformes: Uma Análise para a Educação Médica na Nigéria (África Subsaariana). Anemia; Volume 2015: 1-21.

84- B. Modell, Ed., Guidelines for the Control of Haemoglobin Disorders, OMS, Sardenha, Itália, 1989.

85- G. R. Serjeant, "Sickle-cell disease", The Lancet, vol. 350, no.9079, pp. 725-730, 1997.

86- "O que é a Doença das Células Falciformes"? (http:ZZwww.nhlbi.nih.gov/healthZhealth-topicsZtopicsZsca). Instituto Nacional do Coração, Pulmão e Sanguc. 12 de Junho de 2015.

87- "Quais são os sinais e sintomas da doença falciforme? ("http:ZZwww.nhlbi.nih.govZhealthZhealth-topicsZtopicsZscaZsigns). Instituto Nacional do Coração, Pulmão e Sangue. 12 de Junho de 2015.

88- Os princípios e a prática da medicina de Davidson. 21ª Edição. 2011. Anemia falciforme. Doença sanguínea. 1028-1029.

89- J. A. B. Horton, The Diseases of Tropical Climates and Their Treatment, Churchill, Londres, Reino Unido, 1874.

90- D. Desai e H. Dhanani, "Sickle cell disease: history and origin", The Internet Journal of Hematology, vol. 1, no. 2, 2003.

91- A. C. Allison, "Protection given by sickle-cell trait against subtertianmalareal infection", BritishMedical Journal, vol. 1, no. 4857, 290-294, 1954.

92- Sicklecelldisease . Wikipedia. Source-internet. "https://en.wikipedia.org/w/index.php?title=Sickle-cell_disease&oldid=84186696"4

93- C. Madigan e P. Malik, "Pathophysiology and therapy for haemoglobinopathies; Part I: sickle cell disease", Expert Reviews in Molecular Medicine, vol. 8, no. 9, pp. 1-23, 2006.

94- A. Lal e E. P. Vinchinsky, "Sickle cell disease", in Postgraduate Haematology, A. V. Hoffbrand, D. Catovsky, E. G. D. Tuddenham, e A. R. Green, Eds., vol. 7, pp. 109125, Blackwell Publishing, 6ª edição, 2011.

95- "BestBets: Quanto tempo deve durar uma crise média de células falciformes? ("http://www.bestbets.org/bets/bet.php?id=1189).

96- Kumar, Vinay; Abbas, Abul K.; Fausto, Nelson; Aste,r Jon (2009-05-28). Robbins e Cotran Pathologic Basis of Disease, Edição Profissional: Expert Consult - Online (Robbins Pathology) (Kindle Locations 33498-33499). Saúde Elsevier. Edição Kindle.

97- Olujohungbe A, Burnett AL (2013). "Como eu controlo o priapismo devido à foice da célula diseaseB".r itish Journal of Haematology. 160 (6): 754-65. doi:10.1111/bjh.12199 (https://doi.org/10.1111%2Fbjh.12199). PMID23293942 (https://www.ncbi.nlm.nih.gov/pubmed/23293942).

98- Glassberg J (Agosto de 2011). "Evidence-based management of sickle cell disease in the emergency department". Prática da Medicina de Emergência. 13 (8): 1-20; quiz 20. PMID 22164362 (https://www.ncbi.nlm.nih.gov/pubmed/22164362).

99- Anie, Kofi A.; Green, John (2015-05-08). "Terapias psicológicas para a doença falciforme e painT".h e Cochrane Database of Systematic Reviews (5): CD001916. doi:10.1002/14651858.CD001916.pub3(https://doi.org/10.1002%2F14651858.CD001916.pub3). ISSN 1469-493X (https://www.worldcat.org/issn/1469-493X). PMID 25966336 (https://www.ncbi.nlm.nih.gov/pubmed/25966336).

100- Pearson HA (Ago 1977). "Anemia falciforme e infecções graves devido a bactérias encapsuladas ("https://www.nlm.nih.gov/medlineplus/meningitis.html) (Texto completo gratuito). J Infect Dis. 136 Suppl: S25-30.

101- Wong WY, Powars DR, Chan L, Hiti A, Johnson C, Overturf G (Mar 1992). "Polissacarídeo encapsulado infecção bacteriana na anemia falciforme: uma experiência epidemiológica de trinta anos "A. m J Hematol. 39 (3): 176-82.

102- Khatib R, Rabah R, Sarnaik SA (Janeiro de 2009). "The spleen in the sickling disorders: an update Paediatric Radiology". 39 (1): 17-22.

103- Kumar, Vinay; Abbas, Abul K.; Fausto, Nelson; Aste,r Jon (2009-05-28). Robbins e Cotran Pathologic Basis of Disease, Edição Profissional: Expert Consult - Online (Robbins Pathology) (Kindle Location 33329). Saúde Elsevier. Edição Kindle.

104- Slavov SN, Kashima S, Pinto AC, Covas DT (Agosto de 2011). "Parvovírus humano B19: considerações gerais e impacto nos doentes com doença falciforme e talassemia e nas transfusões de sangueF".E MS Immunology and Medical Microbiology. 62 (3): 247-62.

105- Erdogan et al. Sickle-cell disease: uma revisão da manifestação oral e apresentação de um caso com uma complicação invulgar da doença. RJAS Vol. 3 No. 2, pp. 179-185

106- Sandra M F Mello et al. Considerações orais na gestão da doença falciforme: Um Relato de Caso. OHDM. Setembro, 2012; 11(3): 125-128

107- Herbert L. Muncie et al. Alpha e Beta thalassemia. Médico de Família Americano. Agosto de 2015; 80(4): 2009. 339-344.

108- Van Dis e Langlais. As talassemias: Manifestações orais e Complicações. Circ. oral. Med. oral. Oral Pathol. 1986; 62:229-233

109- Ricerca BM, Di Girolamo A, Rund D (2009) Infecções em Talassemia e Hemoglobinopatias: Foco nas Complicações Relacionadas com a Terapia. Mediterr J Hematol Infect Dis 1: e2009028.

110- Vento S, Cainelli F, Cesario F (2006) Infecções e talassémia. Lancet Infect Dis 6: 226-33.

111- Thalassemia. .. Wikipedia. Source-internet . "https://en.wikipedia.org/w/index.php?title=Thalassemia&oldid=84223939"5

112- Cianciulli P (Outubro de 2008). "Treatment of iron overload in thalassemia". Pediatr Endocrinol Rev. **6** (Suppl 1): 208-13.

113- "Archivedcopy "(http://www.mayoclinic.org/diseases-condições/talassemia/assintomas-causas/dxc-20261829).

114- Vogiatzi, Maria G et al... Doença óssea na Talassemia: Um Problema Frequente e Ainda Por Resolver" (https://www.ncbi.nlm.nih.gov/pmc/articles/PMC3276604). Journal of Bone and Mineral Research.2009; **24** (3): 543-557.

115- "Sintomas e causas - Baço aumentado (esplenomegalia) - Mayo Clinic ("http://www.mayoclinic.org/diseases-conditions/enlarged-spleen/symptoms-causes/dxc-20214722.) www.mayoclinic.org.

116- Soliman, Ashraf T; Kalra, Sanjay; De Sanctis, Vincenzo. "Anemia e crescimento" (http://www.ijem.i n/text.asp?2014/18/7/1/1/145038). Indian Journal of Endocrinology and Metabolism.2014; **18** (7): 1.

117- "ThalassemiaComplicações " (http://www.mayoclinic.com/health/thalassemia/DS00905/DSECTION=complications/). Talassemia.

118- Goldfarb A. Nitzan DW, Marmary Y: Alterações na glândula salivar parotídea de /3- doentes de talassemia devido a depósitos de hemdsiderina. Int J Oral Surg 1983; 12: I 15-l 19.

119- Langlais RP, Bricker SL, Cottone JA, Baker BR: Oral diagnosis, oral medicine and treatment planning, Philadelphia, 1984, W.B. Saunders Company, pp. 230, 233.

120- Terezhalmy GT, Hall EH: O paciente asplénico: uma consideração pela profilaxia antimicrobiana. Oral Surg Oral Med Oral Pathol 57: I 14- I 17, 1984.

121- AlDallal S, AlKathemi M (2016) Considerações Orodentárias em Pacientes com Talassemia. J Disordem Sanguínea de Hematol 2(2): 205. doi: 10.15744/2455-7641.2.205

122- Greenberg MS, Glick M (2003) Burket's Oral Medicine: Diagnóstico e Tratamento (10ª Edn) PMPH-USA, Canadá.

123- Rund D, Rachmilewitz E. Beta-thalassemia. N Engl J Med. 2005;353(11): 1135-1146.